海外館藏中醫古籍珍善本輯存（第一編）

第五十二册

劉金柱　羅　彬　主編

一本堂行餘醫言（六）
醫家千字文註

廣陵書社

臨證綜合類（婦科、兒科）

一本堂行餘醫言（六）

卷二十—二十二

〔日〕香川修德　著　五條橋通堺町（京都）丁子屋定七　天明八年刻本

一本堂行餘醫言卷之二十

皇和平安　香川修德太沖父　譔

傷寒雜病論摘要目次

傷寒雜病論摘要正文

○自初輕證漸至重篤

脉浮頭項強痛而惡寒

病發熱汗出惡風脉緩

或已發熱或未發熱必惡寒體痛嘔逆脉緊

脉浮弱發熱汗自出嗇嗇惡寒淅淅惡風翕翕發熱鼻鳴
乾嘔者桂枝湯主之

頭痛發熱汗出惡風者桂枝湯主之

項背強几几反汗出惡風者桂枝加葛根湯主之

桂枝本為解肌若其人脉浮緊發熱汗不出者不可與也

常須識此勿令誤也

病三日已發汗若吐若下若溫鍼仍不解者此為壞病桂枝不中與也觀其脉證知犯何逆隨證治之

傷寒三日其脉大

傷寒三日脉小者欲已也

服桂枝湯大汗出後大煩渴不解脉洪大者白虎加人參湯主之

初服桂枝湯反煩不解者却與桂枝湯則愈

病項背強几几無汗惡風葛根湯主之

病十日以去脉浮細而嗜臥者外已解也設胸滿脇痛者
與小茈胡湯脉但浮者與麻黄湯

中風脉浮緊發熱惡寒身疼痛不汗出而煩躁者大青龍
湯主之若脉微弱汗出惡風者不可服服之則厥逆筋
惕肉瞤此為逆也

傷寒脉浮緩身不疼但重乍有輕時者大青龍湯主之

傷寒表不解心下有水氣乾嘔發熱而欬或渴或利或噎

或小便不利少腹滿或喘者小青龍湯主之

傷寒心下有水氣欬而微喘發熱不渴小青龍湯主之服

湯已渴者此寒去欲解也

外證未解脉浮弱者當以汗解宜桂枝湯

病頭項強痛惡寒者下之微喘者表未解也桂枝加厚朴

杏仁湯主之

外證未解者不可下之也下之為逆欲解外者宜桂枝湯

病頭項強痛惡寒者先發汗不解而復下之脉浮者不愈

浮為在外而反下之故令不愈今脈浮故知在外當須
解外則愈宜桂枝湯主之
脈浮而數者可發汗宜麻黄湯
脈浮者病在表可發汗宜麻黄湯
病發熱頭痛脈反沈若不差身體疼痛當救其裏宜四逆
湯
病未解脈寸尺俱停必先振慄汗出而解但寸脈微者先
汗出而解但尺脈微者下之而解若欲下之宜調胃承

氣湯主之

病發熱汗出者此為內弱外強故使汗出欲救邪風者宜

桂枝湯

傷寒中風五六日往來寒熱胸脇苦滿默默不欲飲食心煩喜嘔或胸中煩而不嘔或渴或腹中痛或脇下痞鞕或心下悸小便不利或不渴身有微熱或欬者與小柴胡湯主之

血弱氣盡腠理開邪氣因入與正氣相搏結於脇下正邪

分争往来寒熱休作有時默々不欲飲食胸脇中痛故
使嘔也小茈胡湯主之
傷寒四五日身熱惡風頸項强脇下満手足温而渇者小
茈胡湯主之
傷寒中風有茈胡證但見一證便是不必悉具
凡茈胡湯病證而下之若茈胡證不罷者復與茈胡湯必
蒸蒸而振却發熱汗出而解
傷寒十三日不解譫語者以有熱也當以湯下之若小便

利者大便當鞕而反下利脉調和者知醫以丸藥下之
非其治也若自下利者脉當微厥今反和者此為內實
也調胃承氣湯主之
病不解熱結膀胱其人如狂血自下下者愈其外不解者
尚未可攻當先解外外解已但少腹急結者乃可攻之
宜桃核承氣湯方
傷寒八九日下之胷滿煩驚小便不利讝語一身盡重不
可轉側者茈胡加龍骨牡蠣湯主之

欲自解者必當先煩乃有汗而解何以知之脉浮故知汗
出解也
病小便利者以飲水多必心下悸小便少者必苦裏急也
初得病時發其汗汗先出不徹續自微汗出不惡寒若病
證不罷者不可下下之為逆如此可小發汗設面色緣
緣正赤者陽氣怫鬱在表當解之熏之若發汗不徹不
足言陽氣怫鬱不得越當汗不汗其人躁煩不知痛處
乍在腹中乍在四肢按之不可得其人短氣但坐以汗

出不徹故也更發汗則愈何以知汗出不徹以脉濇故知也

病頭項強痛而悪寒者桂枝湯與之

傷寒六七日發熱微悪寒支節煩疼微嘔心下支結外證未去者茈胡加桂枝湯主之

傷寒無大熱口燥渴心煩背微悪寒者白虎加人參湯主之

傷寒脉浮發熱無汗其表不解者不可與白虎湯渴欲飲水無表證者白虎加人參湯主之

傷寒胸中有熱胃中有邪氣腹中痛欲嘔吐者黃連湯主之

脉遲汗出多微惡寒者表未解也可發汗宜桂枝湯

傷寒脉浮滑此表有熱裏有寒白虎湯主之

脇下鞕滿不大便而嘔舌上白胎者可與小柴胡湯上焦得通津液得下胃氣因和身濈然而汗出解也

中風脉強浮大而短氣腹都滿脇下及心痛又按之氣不通鼻乾不得汗嗜臥一身及面目悉黃小便難有潮熱

時々噦耳前後腫刺之小差外不解病過十日脉續浮
者與小茈胡湯脉但浮無餘證者與麻黄湯若不尿腹
滿加噦者不治
病發潮熱大便溏小便自可胸脇滿不去者小茈胡湯主
之
脉浮而緊咽燥口苦腹滿而喘發熱汗出不悪寒反悪熱
身重若發汗則燥心憒々反讝語若加焼鍼必怵惕煩
躁不得眠若下之則胃中空虚客氣動膈心中懊憹舌

上胎者，卮子豉湯主之。

脉寸微而汗出少者，為自和也。汗出多者，為太過。

寸脉實，因發其汗，出多者，亦為太過。太過為陽絶於裏，亡津液，大便因鞕也。

脉浮而芤，浮芤相搏，胃氣生熱，其陽則絶。

病口苦咽乾，目眩，脉浮大，上關上，但欲眠睡，目合則汗。

傷寒六七日，無大熱，其人躁煩者，此為表已入裏故也。

傷寒三日，其人反能食而不嘔，此為裏不受邪也。

傷寒轉重者、其人濈然微汗出也、
病身熱、汗自出、不惡寒、反惡熱也、
問曰、病有得之一日、不發熱而惡寒者何也、答曰、雖得之一日、惡寒將自罷、卽自汗出而惡熱也、
初得病時、發其汗、汗先出不徹、因轉入裏也、
病發汗、遂漏不止、其人惡風、小便難、四支微急、難以屈伸者、桂枝加附子湯主之、
病發汗、利小便、已胃中燥煩、實大便難、

中風口苦咽乾腹滿微喘發熱惡寒脉浮而緊若下之則
腹滿小便難也
病但頭眩不惡寒故能食而欬其人必咽痛若不欬者咽
不痛
表病反無汗而小便利二三日嘔而欬手足厥者必苦頭
痛若不欬不嘔手足不厥者頭不痛
傷寒不大便六七日頭痛有熱者與承氣湯其小便清者
知不在裏仍在表也當須發汗若頭痛者必衂宜桂枝

湯

傷寒發汗已解半日許復煩脉浮數者可更發汗宜桂枝湯主之

凡病若發汗若吐若下若亡津液陰陽自和者必自愈

表病發汗汗出不解其人仍發熱心下悸頭眩身瞤動振振欲擗地者玄武湯主之

表病先下之而不愈因復發汗以此表裏俱虛其人因致冒冒家汗出自愈所以然者汗出表和故也得裏未和

然後復下之

傷寒二三日，心中悸而煩者，小建中湯主之。

傷寒脉結代，心動悸，炙甘草湯主之。

脉按之來緩而時一止，復來者名曰結。又脉來動而中止，更來小數，中有還者反動，名曰結脉。來動而中止，不能自還，因而復動，名曰代。得此脉者，必難治。

病常自汗出者，此為營氣和。營氣和者，外不諧，以衛氣不共營氣和諧故爾。以營行脉中，衛行脉外，復發其汗，營

衛和則愈宜桂枝湯
病人藏無他病時發熱自汗出而不愈者此衛氣不和也
先其時發汗則愈宜桂枝湯主之
服桂枝湯或下之仍頭項強痛翕翕發熱無汗心下滿微
痛小便不利者桂枝湯去芍加伏苓朮湯主之
傷寒脉澁弦法當腹中急痛者先與小建中湯不差者與
小茈胡湯主之
傷寒發汗若下若利小便此亡津液胃中乾燥不更衣內

實大便難者此為裏證
傷寒脉浮自汗出小便數心煩微惡寒脚攣急反與桂枝
湯欲攻其表此誤也得之便厥咽中乾煩燥吐逆者作
甘草乾薑湯與之以復其陽若厥愈足温者更作芍藥
甘草湯與之其脚即伸若胃氣不和譫語者少與調胃
承氣湯若發汗復加燒鍼者四逆湯主之
病十餘日振慄自汗者此為欲解也故其汗自腰以下不
得汗欲小便不得反嘔欲失溲足下悪風大便鞕小便

當數而反不數及不多大便已頭卓然而痛其人足心

必熱穀氣下流故也

○漸重至危證候

脉微細但欲寐也

若四肢煩疼脉微濇而長者為欲愈

若脉浮者可發汗宜桂枝湯

自利不渴者以其藏有寒故也當溫之宜服四逆輩

表病醫反下之因而腹滿時痛者桂枝加芍藥湯主之大
實痛者桂枝加大黄湯主之
病脉弱其人續自便利設當行大黄芍藥者宜減之以其
人胃氣弱易動故也
病人脉寸尺俱緊反汗出者亡陽也法當咽痛而復吐利
病脉緊至七八日自下利脉暴微手足反温脉緊反去者
為欲解也雖煩下利必自愈
病下利惡寒而踡臥若利自止手足温者可治

病惡寒而踡時自煩欲去衣被者可治

病吐利手足不逆冷反發熱者不死脉不至者灸少陰七
壯

脉微細但欲寐得之二三日以上心中煩不得臥黃連阿
膠湯主之

脉微細但欲寐得之一二日口中和其背惡寒者當灸之
附子湯主之

病身體痛手足寒骨節痛脉沈者附子湯主之

但欲寐脉微細且沈者急溫之宜四逆湯

脉微細但欲寐六七日腹脹不大便者急下之宜大承氣湯

傷寒脉滑而厥者裏有熱也白虎湯主之

病消渴氣上撞心心中疼熱饑而不欲食若脉微浮為欲愈不浮為未愈

傷寒四五日腹中痛若轉氣下趣少腹者此欲自利也

下利後當便鞕々則能食者愈今反不能食到後頗能食

復過一日能食過之一日當愈不愈者不屬胃也

病人脉已解而日暮微煩以病新差人強與穀脾胃氣尚弱不能消穀故令微煩損穀則愈

大病差後喜唾久不了了者胃上有寒當以丸藥溫之宜理中丸

傷寒差已後更發熱者小茈胡湯主之脉浮者以汗解之脉沈實者以下解之

大病差後從腰已下有水氣者牡蛎澤蕮散主之

傷寒發熱頭痛微汗出發汗則不識人熏之則喘不得小便心腹滿下之則短氣小便難頭痛背強加溫針則衄

傷寒脉陰陽俱緊惡寒發熱則脉欲厥厥者脉初來大漸漸小更來漸漸大是其候也如此者惡寒甚者翕翕汗出喉中痛熱多者目赤脉多睛不慧醫復發之咽中則傷若復下之則兩目閉寒多者便清穀熱多者便膿血若熏之則身發黃若熨之則咽燥若小便利者可救之小便難者為危殆

傷寒發熱口中勃々氣出頭痛目黃衄不可制貪水者必
嘔惡水者厥若下之咽中生瘡假令手足溫者必下重
便膿血頭痛目黃者若下之則兩目閉貪水者脉必厥
其聲嚶咽喉塞若發汗則戰慄陰陽俱虛惡水者若下
之則裏冷不嗜食大便完穀出若發汗則口中傷舌上
白胎煩燥

脉數實不大便六七日後必便血若發汗則小便自利也

○不可發汗

咽喉乾燥者不可發汗

淋家不可發汗發汗必便血

瘡家雖身疼痛不可發汗發汗則痓

衄家不可發汗汗出必頭上陷脉急緊直視不能眴不得眠

病熨其背而大汗出大熱入胃胃中水竭躁煩必發譫語

欬而小便利若失小便者不可發汗汗出則四肢厥逆冷

亡血家不可發汗發汗則寒慄而振

汗家重發汗必恍惚心亂小便已陰疼與禹餘糧丸闕

傷寒脉弦細頭痛發熱者不可發汗發汗則讝語

脉浮數者法當汗出而愈若下之身重心悸者不可發汗當自汗出乃解所以然者尺中脉微此裏虛須表裏實津液自和便自汗出愈

脉浮緊者法當身疼痛宜以汗解之假令尺中遲者不可發汗何以知之然以營氣不足血少故也

脉細沈數、病為在裏、不可發汗、
脉微不可發汗、亡陽也、陽已虛、尺脉弱濇者、復不可下之、
動氣在右、不可發汗、發汗則衄而渴、心苦煩、飲卽吐水、
動氣在左、不可發汗、發汗則頭眩、汗不止、筋惕肉瞤、
動氣在上、不可發汗、發汗則氣上衝、正在心端、
動氣在下、不可發汗、發汗則無汗、心中太煩、骨節苦疼、目
暈惡寒、食則反吐、穀不得前、
咽中閉塞、不可發汗、發汗則吐血、氣欲絶、手足厥冷、欲得

踡臥不能自溫

諸脉濇數動微弱者不可發汗發汗則大便難腹中乾胃燥而煩其形相像根本異源

上實下虛意欲得溫微弦為虛不可發汗發汗則寒慄不能自還

欬脉緊不可發汗發汗則聲亂咽嘶舌萎聲不得前

諸逆發汗病微者難差劇者言亂目眩者死命將難全

○火劫後

傷寒者、加温針必驚也。

病二日反躁、反熨其背而大汗出、大熱入胃、胃中水竭躁煩、必發譫語、

中風以火劫發汗、邪風被火熱、血氣流溢、失其常度、兩陽相薰灼、其身發黄、陽盛則欲衄、陰虚則小便難、陰陽倶虚竭、身體則枯燥、

中風以火刧但頭汗出劑頸而還腹滿微喘口乾咽爛或不大便久則譫語甚者至噦手足躁擾捻衣摸牀小便利者其人可治

火逆下之因燒針煩躁者桂枝甘草龍骨牡蠣湯主之

傷寒脉浮醫以火迫刧之亡陽必驚狂起臥不安者桂枝去芍藥加蜀漆牡蠣龍骨救逆湯主之

形作傷寒其脉不弦緊而弱弱者必渇被火者必譫語弱者發熱脉浮解之當汗出愈

病以火熏之不得汗其人必躁到不解必清血名為火邪
脉浮熱甚此為實反灸之實以虗治因火而動必咽燥唾
血
微數之脉慎不可灸因火為邪則為煩逆追虗逐實血散
脉中火氣雖微内攻有力焦骨傷筋血難復也
脉浮宜以汗解用火灸之邪無從出因火而盛病從腰以
下必重而痹名火逆也
燒針令其汗針處被寒核起而赤者必發奔豚氣從少腹

上衝心者灸其核上各一壯與桂枝加桂湯更加桂三
兩
病欬而下利譫語者被火氣劫故也小便必難以強責汗
也

○可下
病腹中滿痛者此為實也當下之宜大承氣湯

傷寒後、脉沈沈者内實也、下解之宜大承氣湯

脉雙弦而遲者、必心下鞕、脉大而緊者、陽中有陰也、可以下之宜大承氣湯

○可吐

病如桂枝證、頭不痛、項不强、寸脉微浮、胸中痞、氣上衝咽喉不得息者、此為胸有寒也、當吐之、宜瓜蒂散、

病胸上諸實、胸中鬱々而痛、不能食、欲使人按之、而反有涎唾、下利日十餘行、其脉反遲、寸口脉微滑、此可吐之、

吐之利則止

病人手足厥冷脉乍結以客氣在胸中心下滿而煩欲食不能食者病在胸中當吐之

○不可下

發汗多亡陽讝語者不可下與茈胡桂枝湯和其營衛以通津液後自愈

動氣在右不可下下之則津液內竭咽燥鼻乾頭眩心悸也

病、心下鞕頸項强而眩者、愼勿下之、

動氣在左、不可下、下之則腹内拘急食不下、動氣更劇雖有身熱、臥則欲踡、

動氣在上、不可下、下之則掌握熱煩、身上浮冷、熱汗自泄、欲淂水自灌、

外證未解、不可下、下之為逆、

動氣在下、不可下、下之則腹脹滿、卒起頭眩、食則下清穀、心下痞也、

脉浮大應發汗、醫反下之、此為大逆、

咽中閉塞、不可下、下之則上輕下重、水漿不下、臥則欲踡、

身急痛下利日數十行、

諸外實者不可下下之則發微熱若亡脉厥者當臍握熱、

諸虛者不可下下之則大渴求水者欲愈惡水者劇、

脉濡而弱及微澁微則陽氣不足澁則無血陽氣反微中風汗出而反躁煩澁則無血厥而且寒陽微不可下下之則心下痞鞕、

脉濡而弱及弦微弦為陽運微為陰寒上實下虛意欲得溫微弦為虛〻者不可下也、

傷寒五六日不結胸腹滿脉虛復厥者不可下此為亡血下之死

脉數者久數不止止則邪結正氣不能復正氣却結於藏故邪氣浮之與皮毛相得脉數者不可下下之則必煩利不止

病欲吐者不可下嘔多雖有裏證不可攻之

○不可吐下

中風兩耳無所聞目赤胸中滿而煩者不可吐下吐下則悸而驚

○汗後

發汗後身疼痛脉沈遲者桂枝加勺藥生薑各一兩人參三兩新加湯主之

發汗後不可更行桂枝湯汗出而喘無大熱者可與麻黄杏仁甘草石膏湯主之

發汗過多其人叉手自冒心心下悸欲得按者桂枝甘草湯主之

發汗後其人臍下悸者欲作奔豚茯苓桂枝甘草大棗湯主之

發汗後腹脹滿者厚朴生薑甘草半夏人參湯主之

發汗病不解反惡寒者虛故也芍藥甘草附子湯主之

發汗若下之病仍不解煩躁者茯苓四逆湯主之

發汗後惡寒者虛故也不惡寒但熱者實也當和胃氣與調胃承氣湯

發汗後大汗出胃中乾煩燥不得眠欲得飲水者少少與

飲之令胃氣和則愈若脉浮小便不利微熱消渴者與五苓散主之

發汗已脉浮數煩渴者五苓散主之

發汗後飲水多必喘以水灌之亦喘

發汗後水藥不得入口為逆若更發汗必吐下不止

發汗吐下後虛煩不得眠若劇者必反覆顛倒心中懊憹卮子豉湯主之若少氣者卮子甘草豉湯主之若嘔者卮子生薑豉湯主之

發汗若下之而煩熱胸中窒者梔子豉湯主之
發汗汗出不解其人仍發熱心下悸頭眩身瞤動振振欲擗地者玄武湯主之

○汗下後

傷寒五六日已發汗而復下之胸脇滿微結小便不利渴而不嘔但頭汗出往来寒熱心煩者此為未解也茈胡桂枝乾薑湯主之

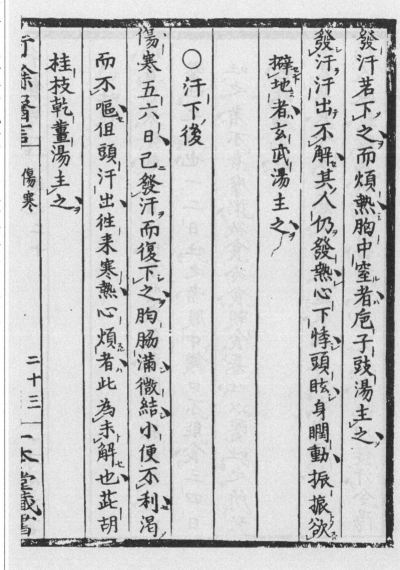

○吐後

病當惡寒發熱今自汗出不惡寒發熱關上脉細數者以醫吐之過也一二日吐之者腹中饑口不能食三四日吐之者不喜糜粥欲食冷食朝食暮吐以醫吐之所致也此為小逆

病當惡寒今反不惡寒不欲近衣此為吐之內煩也

病人脉數數為熱當消穀引食而反吐者此以發汗令陽

氣微膈氣虛脉乃數也數為客熱不能消穀以胃中虛
冷故吐也
病十餘日心下溫溫欲吐而胸中痛大便反溏腹微滿鬱
鬱微煩先此時自極吐下者與調胃承氣湯若不爾者
不可與但欲嘔胸中痛微溏者此非茈胡證以嘔故知
極吐下也
傷寒吐後腹脹滿者與調胃承氣湯

○下後

下之後復發汗必振寒脉微細所以然者以内外俱虛故也。

下之後復發汗晝日煩躁不得眠夜而安靜不嘔不渴無表證脉沈微身無大熱者乾薑附子湯主之

病先下之而不愈因復發汗以此表裏俱虛其人因致冒冒家汗出自愈所以然者汗出表和故也得裏未和然後復下之

病下之其外有熱手足温不結胸心中懊憹饑不能食但頭汗出者巵子豉湯主之

大下之後復發汗小便不利者亡津液故也勿治之得小便利必自愈

傷寒五六日大下之後身熱不去心中結痛者未欲解也巵子豉湯主之

傷寒下後心煩腹滿臥起不安者巵子厚朴湯主之

傷寒醫以丸藥大下之身熱不去微煩者巵子乾薑湯主

之

下之後其氣上衝者可與桂枝湯方用前法若不上衝者

不可與之

下之後脉促胸滿者桂枝去勺藥湯主之若微惡寒者去

勺藥方中加附子湯主之

○吐下後

傷寒若吐若下後心下逆滿氣上衝胸起則頭眩脉沈緊

發汗則動經身為振振搖者伏苓桂枝术甘草湯主之

傷寒病若吐若下後七八日不解熱結在裏表裏俱熱時

時惡風大渴舌上乾燥而煩欲飲水數升者白虎加人

参湯主之

○不可攻

傷寒嘔多雖有裏證不可攻之

病心下鞕滿者不可攻之攻之利遂不止者死利止者愈

病面合赤色不可攻之必發熱色黃小便不利也
病自汗出若發汗小便自利者此為津液內竭雖鞭不可
攻之當須自欲大便宜蜜煎導而通之
病本自汗出醫更重發汗病已差尚微煩不了了者此大
便必鞭故也以亡津液胃中乾燥故令大便鞭當問其
小便日幾行若本小便日三四行今日再行故知大便
不久出今為小便數少以津液當還入胃中故知不久
必大便也

○水攻

病在表應以汗解之反以冷水噀之若灌之其熱被刼不得去彌更益煩肉上粟起意欲飲水反不渴者服文蛤散若不差者與五苓散

○死證

惡寒身踡而利手足逆冷者不治

吐利躁煩四逆者

下利止而頭眩時時自冒者死

四逆惡寒而身踡脉不至不煩而躁者死

脉微細但欲寐六七日息高者死

脉微細沈但欲臥汗出不煩自欲吐至五六日自利復煩躁不得臥寐者死

下利手足厥冷無脉者灸之不温若脉不還反微喘者死

下利後脉絶手足厥冷晬時脉還手足温者生脉不還者死

傷寒下利日十餘行脉反實者死

傷寒六七日脉微手足厥冷煩躁灸厥陰厥不還者死

傷寒發熱下利厥逆躁不得臥者死

傷寒發熱下利至甚厥不止者死

傷寒六七日不利便發熱而利其人汗出不止者死

傷寒其脉微濇者本是霍亂今是傷寒却四五日入裏必利本嘔下利者不可治也

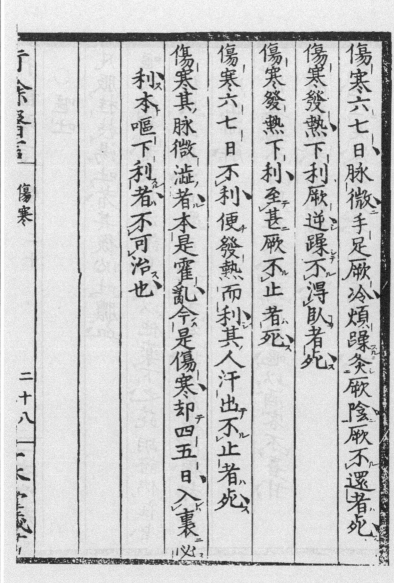

○嘔吐

凡服桂枝湯吐者其後必吐膿血

嘔而發熱者茈胡湯證具而以他藥下之茈胡證仍在者復與茈胡湯此雖已下之不為逆必蒸蒸而振却發熱汗出而解

若酒客病不可與桂枝湯得湯則嘔以酒客不喜甘

嘔而發熱者小茈胡湯主之

乾嘔吐涎沫頭痛者呉茱萸湯主之

嘔而脉弱小便復利身有微熱見厥者難治四逆湯主之

嘔家有癰膿者不可治嘔膿盡自愈

傷寒其脉微濇者本是霍亂今是傷寒却四五日入裏必利本嘔下利者不可治也欲似大便而反失氣仍不利者屬胃也便必鞕十三日愈

食穀欲嘔者呉茱萸湯主之得湯反劇者屬上焦也

傷寒發熱無汗嘔不能食而反汗出濈濈然者是轉屬裏也若胃中虛冷不能食者飲水則噦

表證而自下利葛根湯主之不下利但嘔者葛根加半夏湯主之

嘔家不可用建中湯以甜故也

病經十餘日反二三下之後四五日茈胡證仍在者先與小茈胡湯嘔不止心下急鬱鬱微煩者為未解也與大茈胡湯下之則愈

傷寒十三日不解胸胸滿而嘔日晡所發潮熱已而微利此本茈胡證下之而不得利今反利者知醫以丸藥下之非其治也潮熱者實也先宜小茈胡湯以解外後以

茈胡加芒消湯主之

傷寒解後虛羸少氣氣逆欲吐者竹葉石膏湯主之

病發熱六七日不解而煩有表裏證渴欲飲水水入則吐者名曰水逆五苓散主之

病腹滿而吐食不下自利益甚時腹自痛若下之必胸下結鞕

表病下之脉沈緊者必欲嘔

傷寒本自寒下醫復吐之寒格更逆吐下若食入口即吐乾薑黃連黃芩人參湯主之

病欲吐不吐心煩但欲寐五六日自利而渴者屬裏也虛故引水自救若小便色白者以下焦虛有寒不能制水故令色白也　自下利嘔者黄芩加半夏生姜湯

脉微細但欲寐飲食入口則吐心中温温欲吐復不能吐始得之手足寒脉弦遲者此胸中實不可下也當吐之若膈上有寒飲乾嘔者不可吐也急温之宜四逆湯

○渇燥

服柴胡湯已渴者屬裏也以法治之

傷寒汗出而渴者五苓散主之不渴者伏苓甘草湯主之

若渴欲飲水口乾舌燥者白虎加人參湯主之

傷寒發熱嗇嗇惡寒大渴欲飲水其腹必滿自汗出小便利其病欲解

若脉浮發熱渴欲飲水小便不利者猪苓湯主之

病汗出多而渴者不可與猪苓湯以汗多胃中燥猪苓湯復利其小便故也

脉微細但欲寐得之二三日口燥咽乾者急下之宜大承氣湯

自利清水色純青心下必痛口乾燥者急下之宜大承氣湯

○喘

病桂枝證醫反下之利遂不止脉促者表未解也喘而汗出者葛根黄連黄芩湯主之

病頭痛發熱身疼腰痛骨節疼痛惡風無汗而喘者麻黄湯主之

喘而胸滿者不可下宜麻黄湯主之

喘家作桂枝湯加厚朴杏子佳

○下利

下利脉數有微熱汗出令自愈設復緊為未解

下利脉沈弦者下重也脉大者為未止脉微弱數者為欲自止雖發熱不死

下利有微熱而渴脉弱者令自愈

下利脉沈而遲其人面少赤身有微熱必微厥汗出而解

熱利下重者白頭翁湯主之

下利腹脹滿身體疼痛者先温其裏乃攻其表温裏四逆湯攻表桂枝湯

下利欲飲水者以有熱故也白頭翁湯主之

下利讝語者有燥屎也宜小承氣湯

下利後更煩按之心下濡者為虛煩也宜梔子豉湯

下利咽痛胸滿心煩者猪膚湯主之

下利白通湯主之

下利脉微者與白通湯利不止厥逆無脉乾嘔煩者白通加猪膽汁湯主之服湯脉暴出者死微續者生

脉微細但欲寐二三日不已至四五日腹痛小便不利四肢沈重疼痛自下利者此為有水氣

其人或欬或小便利或下利或嘔者玄武湯主之

下利六七日欬而嘔渴心煩不得眠者猪苓湯主之

下利脉微濇嘔而汗出必數更衣反少者當温其上灸之

下利後身疼痛清便自調者急當救表宜桂枝湯發汗

下利脉大者虛也以其强下之故也設脉浮革因爾腸鳴者屬當歸四逆湯主之

病下利惡寒而踡臥若利自止手足温者可治

○下利清穀

下利清穀不可攻表汗出必脹滿

下利脉沈而遲其人面少赤身有微熱下利清穀者必鬱

冒汗出而解病人必微厥所以然者其面戴陽下虛故
也
下利清穀裏寒外熱汗出而厥者通脉四逆湯主之
下利清穀裏寒外熱手足厥逆脉微欲絶身反不惡寒其
人面赤色或腹痛或乾嘔或咽痛或利止脉不出者通
脉四逆湯主之
脉浮而遲表熱裏寒下利清穀者四逆湯主之
自下利者與黄芩湯協熱清穀

○下利便膿血

下利寸脉反浮數尺中自濇者必清膿血

下利脉數而渴者令自愈設不差必清膿血以有熱故也

病二三日至四五日腹滿小便不利下利不止便膿血者

桃花湯主之腹滿成本作腹痛

傷寒先厥後發熱下利必自止而反汗出咽中痛者其喉

為痺發熱無汗而利必自止若不止必便膿血便膿血

者其喉不痺

下利便膿血者桃花湯主之

傷寒熱少厥微指頭寒默默不欲食煩躁數日小便利色白者此熱除也欲得食其病為愈若厥而嘔胸脇滿煩者其後必便血

傷寒發熱四日厥反三日復熱四日厥少熱多其病當愈四日至七日熱不除者其後必便膿血

○除中

傷寒脉遲六七日而反與黄芩湯徹其熱脉遲為寒今與黄芩湯復除其熱腹中應冷當不能食今反能食此名

除中必死

微則為欬欬則吐涎下之則欬止而利因不休利不休則

胸中如蟲齧粥入則出小便不利兩脇拘急喘息為難

頭背相引臂則不仁極寒反汗出身冷若水眼睛不慧

語言不休而穀氣多入此為除中口雖欲言舌不得前

傷寒始發熱六日厥反九日而利凡厥利者當不能食今

反能食者恐為除中食以索餅不發熱者知胃氣尚在

必愈

○發黄

傷寒脉浮而緩手足自温者身當發黄若小便自利者不能發黄至七八日大便鞕者為裏證也

病無汗小便不利心中懊憹者身必發黄

病被火額上微汗出小便不利者必發黄

病發熱汗出此為熱越不能發黄也但頭汗出身無汗劑頸而還小便不利渴引水漿者此為瘀熱在裏身必發黄茵蔯湯主之

傷寒發汗已身目為黃所以然者以寒濕在裏不解故也以為不可下也於寒濕中求之

傷寒七八日身黃如橘子色小便不利腹微滿者茵蔯蒿湯主之

傷寒身黃發熱者卮子蘗皮湯主之

傷寒瘀熱在裏身必發黃麻黃連軺赤小豆湯主之

病脉遲食難用飽飽則微煩頭眩必小便難此欲作穀疸雖下之腹滿如故所以然者脉遲故也

得病六七日脈遲浮弱惡風寒手足溫醫二三下之不能食而脇下滿痛面目及身黄頸項強小便難者與柴胡湯後必下重本渴而飲水嘔者柴胡湯不中與也食穀者噦

傷寒脉浮而緩手足自溫者當發身黄若小便自利者不能發黄至七八日雖暴煩下利日十餘行必自止以脾家實腐穢當去故也

○潮熱燥屎

發汗利小便已胃中燥煩實大便難脉浮而緊者必潮熱發作有時但浮者必盜汗出

脉遲雖汗出不惡寒者其身必重短氣腹滿而喘有潮熱者此外欲解可攻裏也手足濈然而汗出者此大便已鞕也大承氣湯主之若汗多微發熱惡寒者外未解也其熱不潮未可與承氣湯若腹大滿不通者可與小承氣湯微和胃氣勿令大泄下

病潮熱大便微鞕者可與大承氣湯不鞕者不與之若不大便六七日恐有燥屎欲知之法少與小承氣湯々入腹中轉失氣者此有燥屎乃可攻之若不轉失氣者此但初頭鞕後必溏不可攻之攻之必脹滿不能食也欲飲水者與水則噦其後發熱者必大便復鞕而少也以小承氣湯和之不轉失氣者愼不可攻也

傷寒若吐若下後不解不大便五六日上至十餘日日晡所發潮熱不惡寒獨語如見鬼狀若劇者發則不識人

循衣摸牀惕而不安微喘直視脉弦者生濇者死微者

但發熱讝語者大承氣湯主之若一服利止後服

病讝語發潮熱脉滑而疾者小承氣湯主之因與承氣湯一升腹中轉失氣者更服一升若不轉失氣勿更與之明日不大便脉反微濇者裏虛也為難治不可更與承氣湯

病讝語有潮熱反不能食者胃中必有燥屎五六枚也宜大承氣湯下之若能食者但鞕爾

表證罷但發潮熱手足漐々汗出大便難而讝語者下之則愈宜大承氣湯

病下之心中懊憹而煩胃中有燥屎者可攻腹微滿初頭鞕後必溏不可攻之若有燥屎者宜大承氣湯

病人不大便五六日繞臍痛煩躁發作有時者此有燥屎故使不大便也

病人煩熱汗出則解又如瘧狀日晡所發熱脉實者宜下之脉浮虛者宜發汗下之與大承氣湯發汗宜桂枝湯

大下後六七日不大便煩不解腹滿痛者此有燥屎也所以然者本有宿食故也宜大承氣湯

病人小便不利大便乍難乍易時有微熱喘冒不能臥者有燥屎也宜大承氣湯

趺陽脉浮而濇浮則胃氣強濇則小便數浮濇相搏大便則難其脾為約麻仁丸主之

病三日發汗不解蒸々發熱者屬胃也調胃承氣湯主之

病若吐若下若發汗微煩小便數大便因鞕者與小承氣

湯和之愈

得病二三日脉弱無茈胡證煩躁心下鞕至四五日雖能食以小承氣湯少少與微和之令小安至六日與承氣湯一升若不大便六七日小便少者雖不能食但初頭鞕後必溏未定成鞕攻之必溏須小便利屎定鞕乃可攻之宜大承氣湯

傷寒六七日目中不了了睛不和無表裏證大便難身微熱者此為實也急下之宜大承氣湯

病發熱汗多者急下之宜大承氣湯

發汗不解腹滿痛者急下之宜大承氣湯

腹滿不減減不足言當下之宜大承氣湯

脉滑而數者有宿食也當下之宜大承氣湯

病人無表裏證發熱七八日雖脉浮數者可下之

病不吐不下心煩者可與調胃承氣湯

○血證

表病下之脉浮滑者必下血

病口燥但欲漱水不欲嚥者此必衂　衂家不可發汗

脉浮緊無汗發熱身疼痛八九日不解表證仍在此當發其汗麻黃湯主之服藥已微除其人發煩目瞑劇者必衂衂乃解　脉浮發熱口乾鼻燥能食者則衂

病頭項强痛惡寒脉浮緊發熱身無汗自衂者愈

傷寒脉浮緊不發汗因致衂者麻黃湯主之

病六七日表證仍在脉微而沈反不結胸其人發狂者以
熱在下焦少腹當鞕滿小便自利者下血乃愈所以然
者以瘀熱在裏故也抵當湯主之

病身黃脉沈結少腹鞕小便不利者為無血也小便自利
其人如狂者血證諦也抵當湯主之

傷寒有熱少腹滿應小便不利今反利者為有血也當下
之不可餘藥宜抵當丸

其人喜忘者必有畜血所以然者本有久瘀血故令喜忘

屎雖鞕大便反易其色必黑宜抵當湯下之

病人無表裏證發熱七八日雖脉浮數者可下之假令已下脉數不解合熱則消穀善饑至六七日不大便者有瘀血宜抵當湯

病八九日一身手足盡熱者以熱在膀胱必便血也

病但厥無汗而强發之必動其血未知從何道出或從口鼻或從目出是名下厥上竭為難治

惡寒脉微而復利利止亡血也四逆加人蔘湯主之

○譫語

夫實則譫語、虛則鄭聲。鄭聲重語也。

發汗多、若重發汗者、亡其陽。譫語、脉短者死、脉自和者不死。

病其人多汗、以津液外出、胃中燥、大便必鞕、々則譫語。小承氣湯主之。若一服譫語止、更莫復服。

傷寒四五日、脉沈而喘滿。沈為在裏、而反發其汗、津液越出、大便為難、表虛裏實、久則譫語。

腹滿身重難以轉側口不仁而面垢讝語遺尿發汗則讝語下之則額上生汗手足逆冷若自汗出者白虎湯主之

傷寒脉弦細頭痛發熱者不可發汗發汗則讝語此屬胃胃和則愈胃不和則煩而悸

本表病不解轉入裏者脇下鞕滿乾嘔不能食往来寒熱尚未吐下脉沈緊者與小茈胡湯若已吐下發汗温鍼讝語茈胡湯證罷此為壞病知犯何逆以法治之

直視譫語喘滿者死下利者亦死

○熱入血室

婦人中風發熱悪寒經水適来得之七八日熱除而脉遲身涼胸脇下滿如結胸狀譫語者此為熱入血室也隨其實而瀉之

婦人中風七八日續得寒熱發作有時經水適斷者此為

熱入血室其血必結故使如瘧狀發作有時小茈胡湯主之

婦人傷寒發熱經水適来晝日明了暮則譫語如見鬼狀者此為熱入血室無犯胃氣及上二焦必自愈

下血譫語者此為熱入血室但頭汗出者刺期門隨其實而瀉之濈然汗出則愈

汗出譫語者以燥屎在胃中此為風也須下之過日乃可下之下之則愈宜大承氣湯下之若早語言必亂以表

虛裏實故也

○如瘧證

病渴之八九日如瘧狀發熱惡寒熱多寒少其人不嘔清便欲自可一日二三度發脉微緩者為欲愈也脉微而惡寒者不可更發汗更下更吐也面色反有熱色者未欲解也以其不能得小汗出身必痒宜桂枝麻黄各半湯

服桂枝湯大汗出脉洪大者與桂枝湯如前法若形如瘧
日再發者汗出必解宜桂枝二麻黄一湯
病發熱悪寒熱多寒少宜桂枝二越婢一湯脉微弱者不
可更汗

○發狂

病欲食小便反不利大便自調其人骨節疼翕翕如有熱
狀奄然發狂濈然汗出而解者此水不勝穀氣與汗共

併脉緊則愈

病六七日表證仍在脉微而沈反不結胸其人發狂者以
熱在下焦少腹當鞕滿小便自利者下血乃愈

○痞

脉浮而緊而復下之緊反入裏則作痞按之自濡但氣痞
耳

中風下利嘔逆表解者乃可攻之其人漐漐汗出發作有

時頭痛心下痞鞕滿引脇下痛乾嘔短氣汗出不悪寒
者此表解裏未和也十棗湯主之
病醫發汗遂發熱悪寒因復下之心下痞表裏俱虚復加
燒針因胸煩面色青黄膚瞤者難治今色微黄手足温
者易愈

心下痞按之濡其脉關上浮者大黄黄連瀉心湯主之
心下痞而復悪寒汗出者附子瀉心湯主之
本以下之故心下痞與瀉心湯病不解其人渴而口燥煩

小便不利者五苓散主之
傷寒汗出解之後胃中不和心下痞鞕乾噫食臭脇下有
水氣腹中雷鳴下利者生薑瀉心湯主之
傷寒中風醫反下之其人下利日數十行穀不化腹中雷
鳴心下痞鞕而滿乾嘔心煩不得安醫見心下痞謂病
不盡復下之其痞益甚此非結熱但以胃中虛客氣上
逆故使鞕也甘草瀉心湯主之
傷寒服湯藥下利不止心下痞鞕服瀉心湯已復以他藥

下之利不止醫以理中與之利益甚理中者理中焦此利在下焦赤石脂禹餘糧湯主之復利不止者當利其小便

傷寒吐下後發汗虛煩脉甚微八九日心下痞鞕脇下痛氣上衝咽喉眩冒經脉動惕者久而成痿

傷寒發汗若吐若下解後心下痞鞕噫氣不除者旋復代赭石湯主之

外證未除而數下之遂協熱而利利下不止心下痞鞕表

裏不解者桂枝人參湯主之

傷寒大下後復發汗心下痞惡寒者表未解也不可攻痞當先解表表解乃可攻痞解表宜桂枝湯攻痞宜大黃黃連瀉心湯

傷寒發熱汗出不解心下痞鞕嘔吐而下利者大茈胡湯主之

脉寸緩關浮尺弱其人發熱汗出復惡寒不嘔但心下痞者此以醫下之也如其不下者病人不惡寒而渴小便

數者大便必鞕不更衣十日無所苦也渴欲飲水少少與之但以法救之渴者宜五苓散

○結胸

問曰病有結胸有藏結其狀何如答曰按之痛寸脉浮關脉沈名曰結胸也何謂藏結答曰如結胸狀飲食如故時時下利寸脉浮關脉小細沈緊名曰藏結舌上白胎滑者難治

藏結無表證不往来寒熱其人反靜舌上胎滑者不可攻也

病發於熱而反下之熱入因作結胸病發於寒而反下之因作痞所以成結胸者以下之太早故也

結胸者項亦強如柔痓狀下之則和宜大陷胸丸

結胸證其脉浮大者不可下下之則死

結胸證悉具煩躁者亦死

病脉浮而動數浮則為風數則為熱動則為痛數則為虛

頭痛發熱微盜汗出而反悪寒者表未解也醫反下之動數變遲膈内拒痛胃中空虚客氣動膈短氣躁煩心中懊憹陽氣内陷心下因鞕則為結胸大陷胸湯主之若不結胸但頭汗出餘無汗劑頸而還小便不利身必發黄也　傷寒六七日結胸熱實脉沈而緊心下痛按之石鞕者大陷胸湯主之

傷寒十餘日熱結在裏復往来寒熱者與大柴胡湯但結胸無大熱者此為水結在胸脇也但頭微汗出者大陷

胸湯主之
表病重發汗而復下之不大便五六日舌上燥而渴日晡所小有潮熱從心下至少腹鞕滿而痛不可近者大陷胸湯主之

小結胸病正在心下按之則痛脉浮滑者小陷胸湯主之
病二三日不能臥但欲起心下必結脉微弱者此本有寒分也反下之若利止必作結胸未止者此作協熱利也
表病下之其脉促不結胸者此為欲解也脉浮者必結胸

也脉緊者必咽痛脉弦者必兩脇拘急脉細數者頭痛未止脉沈緊者必欲嘔脉沈滑者協熱利脉浮滑者必下血

寒實結胸無熱證者與三物小陷胸湯白散亦可服

病頭項强痛或眩冒時如結胸心下痞鞕者愼不可發汗發汗則讝語

傷寒五六日若心下滿而鞕痛者此為結胸也大陷胸湯主之但滿而不痛者此為痞茈胡不中與之宜半夏瀉

心湯

表病而反下之成結胸心下鞕下利不止水漿不下其人

心煩

病脇下素有痞連在臍傍痛引少腹入陰筋者此名藏結

死

○協熱利

本有寒分也反下之若利止必作結胸未止者此作協熱

利也病下之脉沈滑者協熱利
病外證未除而數下之遂協熱而利利下不止心下痞鞕
表裏不解者桂枝人參湯主之
病人無表裏證發熱七八日雖脉浮數者可下之假令已
下脉數不解合熱則消穀善饑至六七日不大便者有
瘀血宜抵當湯若脉數不解而下不止必協熱而便膿
血

○四逆

凡厥者陰陽氣不相順接便為厥厥者手足逆冷是也

病者手足厥冷言我不結胸小腹滿按之痛者此冷結在膀胱關元也

傷寒而厥七日下利者為難治

傷寒脉促手足厥逆者灸之

手足厥寒脉細欲絶者當歸四逆湯主之若其人内有久寒者宜當歸四逆加呉茱萸生薑湯主之

大汗出熱不去内拘急四肢疼又下利厥逆而悪寒者四逆湯主之　大汗若大下利而厥冷者四逆湯主之

病人手足厥冷脉乍緊者邪結在胸中心中滿而煩饑不能食者病在胸中當須吐之宜瓜蔕散

傷寒厥而心下悸者宜先治水當服伏苓甘草湯却治其厥不爾水漬入胃必作利也

傷寒六七日大下後寸脉沈而遲手足厥逆下部脉不至咽喉不利唾膿血泄利不止者為難治

傷寒六七日脉微手足厥冷煩躁灸厥陰不還者死

脉微細但欲寐四逆其人或欬或悸或小便不利或腹中痛或泄利下重者四逆散主之

吐利手足厥冷煩躁欲死者呉茱萸湯主之

諸四逆厥者不可下之虚家亦然

吐利汗出發熱悪寒四肢拘急手足厥冷者四逆湯主之

吐已下斷汗出而厥四肢拘急不解脉微欲絶者通脉四逆加猪膽汁湯主之

○胃中虛冷

病不能食、攻其熱、必噦、所以然者、胃中虛冷故也、以其人本虛、故攻其熱必噦、

病當多汗、反無汗、其身如蟲行皮中狀者、此以久虛故也、

中寒不能食、小便不利、手足濈然汗出、此欲作固瘕、必大便初鞕後溏、所以然者、以胃中冷、水穀不別故也、

傷寒大吐大下之、極虛、復極汗出者、以其人外氣怫鬱、復與之水、以發其汗、因得噦、所以然者、胃中寒冷故也、

○吐蚘

傷寒脉微而厥至七八日膚冷其人躁無暫安時者此為藏厥非為蚘厥也蚘厥者其人當吐蚘令病者靜而復時煩此為藏寒蚘上入膈故煩須臾復止得食而嘔又煩者蚘聞食臭出其人當自吐蚘蚘厥者烏梅圓主之

病人有寒復發汗胃中冷必吐蚘

病消渴氣上撞心心中疼熱饑而不欲食食則吐蚘下之利不止　病人有寒復發汗胃中冷必吐蚘

○霍亂

問曰病有霍亂者何答曰嘔吐而利名曰霍亂

問曰病發熱頭痛身疼惡寒吐利者此屬何病答曰此名霍亂自吐下又利止復更發熱也

霍亂頭痛發熱身疼痛熱多欲飲水者五苓散主之寒多不用水者理中丸主之

吐利止而身痛不休者當消息和解其外宜桂枝湯小和之

既吐且利小便復利而大汗出下利清穀內寒外熱脉微欲絶者四逆湯主之

吐利發汗脉平小煩者以新虛不勝穀氣也

○風濕

傷寒八九日風濕相摶身體疼煩不能自轉側不嘔不渴

脉浮虛而濇者桂枝附子湯主之若其人大便鞕小便

自利者去桂加朮湯主之

風濕相搏骨節煩疼掣痛不得屈伸近之則痛劇汗出短氣小便不利惡風不欲去衣或身微腫者甘草附子湯主之

○宿食

問曰人病有宿食何以別之師曰寸口脉浮細大按之反澁尺中亦微而澁故知有宿食當下之宜大承氣湯

下利不欲食者以有宿食故也當下之與大承氣湯

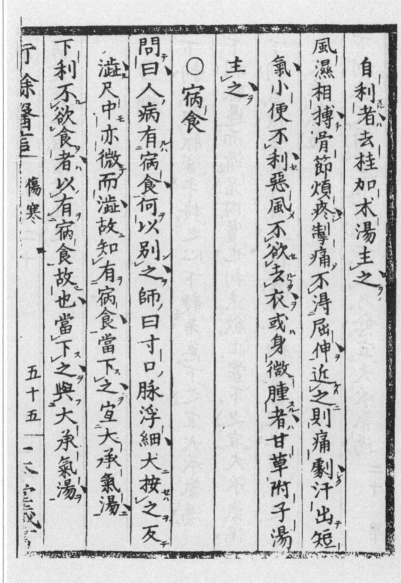

宿食在上脘者當吐之

○痢

下利三部脈皆平按之心下鞕者急下之宜大承氣湯

下利脈遲而滑者內實也利未欲止當下之宜大承氣湯

下利差後至其年月日復發者以病不盡故也當下之宜大承氣湯

下利脈反滑當有所去下之乃愈宜大承氣湯

二十　畢

一本堂行餘醫言卷之二十一

香川修德太冲父　著

中濕

中濕之爲病。亦無異于傷風寒。而但以一身盡疼痛。爲是證之正面耳。其證惡寒。發熱。頭痛。鼻塞。而煩身重。小便赤澁。或有汗。或無汗。或面微黃。或喘滿。一身筋骨關節疼痛是也。此皆由坐臥卑濕之地。露感冷氣。經過山澤中。嵐霧瘴氣。冒雨涉水。步泥路。著濕鞋。早行犯陰氣冷露。湯水沐着濡衣、身上未乾、忽爾熟睡、汗衫未乾、不遑解換新衣、肌膚覺冷濕、而濕寒之氣襲入、爲病也。蓋傷濕者、直中其寒冷之氣耳。古今天地、決無有濕之溫熱者傷人之理。奈何朱震亨妄創濕熱之說、遺災於後世、而後之昧理者、不察有無、不辨真妄、依樣胡盧、效尤吠聲、不知易曉、反以益惑、宜痛拒絕濕熱之妄矣。

朱震亨曰、六氣之中、濕熱爲病、十居八九。全文見格致餘論、

古人多言風濕、寒濕。凡濕證、無不兼風寒氣也。

不兼濕者。後世醫書有舉兼感風兼感寒件件病證者。爲舊說所誤故也。濕固寒物。何得不兼風寒乎。又有天濕地濕中上中下之說。素靈以下莫不皆同。雖非無天地上下固有可言者。而至中于人。則皆一濕而無差別矣。病患何有大異哉。

靈樞云。身半已上者。邪中之也。身半已下者。濕中之也。（邪氣藏府病形篇）又云。風雨則傷上。清濕則傷下。（百病始生篇）素問云。陽受風氣。陰受濕氣。（太陰陽明論）又云。傷於風者。上先受之傷於濕者，下先受之。同上。○傷寒論云：寸口脉陰陽倶緊者，法當清邪中於上焦，濁邪中於下焦。清邪中上，名曰潔也；濁邪中下，名曰渾也。陰中於邪，必内慄也，表氣微虚，裏氣不守，故使邪中於陰也。陽中於邪，必發熱頭痛，項強頸攣，腰痛脛酸，所謂陽中霧露之氣，故曰清邪中上，濁邪中下。陰氣爲慄，足膝逆冷，便溺妄出。況又於内外飲食等濕狀乎？皆自朱震亨濕熱之説謬來者也。

趙獻可曰、有在天之濕、雨露霧是也、在天者本乎氣、先中表之營衛、有在地之濕、泥水是也、在地者本乎形、故先傷肌肉筋骨血脉、有飲食之濕、酒水乳酪是也、胃爲水穀之海、故傷於脾胃、有汗液之濕、謂汗出沾衣未經解換者是也、有太陰脾土所化之濕、不從外入者也、見趙氏醫貫王肯堂張介賓全剽竊此文、證治準繩、景岳全書俱同、但趙王不知孰先其他三因方、醫學正傳、赤水玄珠、萬病回春、錦囊祕錄等皆同、龔廷賢、又有外中濕、内中濕之說、益濫矣、若夫賈氏孫氏惑溺蔽陷乎朱說愈鑿而愈妄者也。

賈氏曰、濕爲土氣、火熱能生濕土、故夏熱則萬物濕潤、秋涼則萬物乾燥、濕病本不自生、因熱而怫鬱、不能宣行水道、故停滯而生濕也、況脾土脆弱之人、易爲感冒、豈必水不流而後爲濕哉、人只知風寒之威嚴、不知暑濕之炎曀感人於冥冥之中也、見仁齋直指、

孫文胤曰、濕者天地鬱蒸之氣也、方其升騰於上、氣猶籠結而未開、雖寒天值之、亦覺其温煖、此濕氣之熱者

也及凡不護於下、氣將流演而舒散、雖暑月値之、亦醫
其清凉、此濕氣之寒者也、濕氣之熱者、多中於氣虛之
人、則發而爲濕熱之證、頭面如裹、而四肢浮腫、身體沈
重、而轉側不便者是也、濕氣之寒者、多中於血虛之人、
則發而爲寒濕之證、四肢痠疼、而關節不利、筋脉拘攣、
而行履重滯者是也、其有不因鬱蒸之氣而得者、必其
冒雨而行、渉水而走、或露臥以取凉、或汗衣而不解、漸
漬於肌肉之中、滲入於骨髓之内、流溢於脾胃之間、穿

纏於腰腎之處則肌肉冷而骨髓痛脾胃薄而腰腎痛其有不因冒雨涉水等而得者必其內傷生冷酒麪之類多肚腹腫脹出丹臺玉案

楊士瀛曰天氣下降地氣上騰二氣薰蒸此卽濕也豈必水流濕而後爲濕哉且風之撼動人知其爲風寒之嚴凝人知其爲寒暑之炎熱人知其爲暑惟濕之入人行住坐臥實薰蒸於冥冥之中人居戴履受濕最多仁齋直指

楊氏之說亦本於賈氏賈氏所謂炎暄即是暑氣而非濕
楊氏孫氏所謂薰蒸升騰之氣即是地氣陽氣而亦非濕
三氏者元不皆甚蒙昧惟爲其欲强演濕熱之說枉作鑿
說況且濕本縮滯執著之物偶爲陽氣所驅以成是薰蒸
耳炎暄薰蒸升騰豈亦濕之本性哉弗思甚矣以是爲濕
熱不亦誣乎又戴思恭始立中濕傷濕之別以卒倒昏迷
不省人事爲中濕而比諸急痱卒倒何穿鑿牽强如此乎
古既以感冒冷濕稱中濕豈謂昏迷不省哉槩强辨中傷

字者皆過鑿也中傷何異乎亦泥中字之所致也況戴云破傷濕者尤杜撰之謬名也

證治要訣云風寒暑濕皆能中人惟濕氣積久留滯關節故能中非如風寒暑之有暴中也中濕之證關節痛重浮腫喘滿腹脹煩悶昏不知人又云有破傷處因澡浴濕氣從瘡口中入其人昏迷沈重狀類中濕名曰破傷濕○金匱方論云太陽病關節疼痛而煩脉沈而細一作緩者此名濕痺玉函云中濕此孫奇林億等校成之時

考補也其他仁齋直指等皆稱中濕者皆傷濕也不問
一一舉載
但傷寒論稱濕痹者非也蓋中濕者感冒卒病而痹者痛
痹脚痹鶴膝痹多是緩病也詳見痹門
傷寒論云太陽病關節疼痛而煩脉沈而細者此名濕
痹濕痹之候其人小便不利大便反快但當利其小便
金匱方論同
入至明末醫流有指人身中之津液以爲濕者甚矣哉

詖辭之滋長也。若以是爲濕，則將可以氣息欬嗽節[illegible]

溫煖和煦即爲暑耶。何敢陷之至乎此也。皆由惑溺[illegible]

熱之說之所致也。

證治準繩云：有人氣之濕，太陰濕土之所化也。乃[illegible]

中。又云：先因乘剋，以致脾虛，津積而成濕者，則先治[illegible]

克之邪，或脾胃本自虛而生濕者，則用補虛爲主。[illegible]

景岳全書等皆同。

暍 於歇切 音謁

暍即傷暑也夫夏月炎天烈日酷熱之時或旅途行人勞身奔走咽喉似炙或田畝農夫竭力耕芸汗血為漿赤日方為熨而清風不來熱地已成爐而寒泉難覓精神疲而欲絶筋力困而不堪忽然為暑氣所壓重者眩暈悶倒不知人事肌膚熱大汗出痰逆喘潮其次者迷悶惡熱煩渴引飲自汗腹滿目眩煩躁其輕者或往來里街逍遥園庭步履熱地冒熱經營俱皆中傷其證四肢倦怠惡熱口乾

嗜睡懶語咽燥頻渴心胸痞悶嘔吐自汗腹痛泄利小便赤澁又有安逸之人體懶面垢口熱目中流火鼻孔熱氣時出神思困乏食無味脚無力情如夢矇矇如在烟霧中又有不動體而獨勞心之人精神短少怠惰嗜臥口鼻氣促視物如無所見眼黑欲倒兩脚軟弱氣浮心悗有不樂生之意以上皆爲暍之證候若人胃元健運血精充實則雖極暑大熱而不得中傷苟有房幃不愼胃元微虛則外暑得能傷之若夫畏暑納涼於高堂大廈風地樹陰感冷

得病者即是息月傍風寒也。其他水閣涼棚。大扇風車。綠竹蔽簷而成蔭。清泉遶砌而生冷。臥藉簟於星月之下。擁竹奴於露牀之上。開扉啓牕。深夜酣睡。袪被失蓋。倮體偃臥。覺來自冷如鐵。甚則體寒似氷。亦皆爲冷氣夜涼所中而爲病。即是傷寒也。從世謂之爲中暑。暑病者無眼耳無識耶。非昏愚則盲瞽。此始於素問作偏。雖仲景亦不免是弊。況於張元素李杲之徒乎。

素問云。凡病傷寒而成溫者。先夏至日者爲病溫。後夏

至日者為病暑熱論

傷寒論云太陽中暍者身熱疼重而脉微弱此亦夏月傷冷水水行皮中所致也此條非暍也即夏月傷冷也

傷寒論云太陽中熱者暍是也其人汗出惡寒身熱而渴也又云太陽中暍者發熱惡寒身重而疼痛其脉弦細芤遲小便已灑灑然毛聳手足逆冷小有勞身即熱口開前板齒燥若發汗則惡寒甚加温鍼則發熱甚數下之則淋甚金匱論云凡中暍死不可使得冷得冷

便死療之方云云此三條俱暍也但傷寒金匱並稱中
暍者非也中熱謂之暍此暍字裏固帶中字義在更著
中字定係剩添觀暍人暍死字可見也
傷寒例云冬時嚴寒萬類深藏君子固密則不傷於寒
觸冒之者乃名傷寒耳其傷於四時之氣皆能爲病以
傷寒爲毒者以其最成殺厲之氣也中而即病者名曰
傷寒不即病者寒毒藏於肌膚至春變爲溫病至夏變
爲暑病暑病者熱極重於溫也是以辛苦之人春夏多

溫熱病皆由冬時觸寒所致非時行之氣也此晉王叔和所撰
外臺祕要所引肘後方凡此療自經溺暍之法並出自
張仲景為之其意理殊絶殆非常情所及亦非本草之
所能關怙實拯救人之大術矣傷寒家别復有暍病在
上仲景論中非此遇熱之暍文仲同此亦以暍為二樣
尤非也

張元素曰靜而得之為中暑動而得之為中熱中暑者
陰證中熱者陽證

李杲曰、暑熱之時、無病之人、或避暑熱、納涼於深堂大廈得之者、名曰中暑、其病必頭痛惡寒、身形拘急、肢節疼痛而煩心、肌膚火熱、無汗、爲房室之陰寒所遏、使周身陽氣不得伸越、若行人或農夫、於日中勞役得之者、名曰中熱、其病必苦頭痛、發燥熱、惡熱、捫之肌膚大熱、必大渴引飲、汗大泄、無氣以動、乃爲天熱外傷肺氣、劉純曰、按此論中暑、即仲景所謂暍是也、此只作暑熱分之、可見有陰陽二證、受病不同、然夏月受病有陰寒所遏使周身陽氣不得伸越者爲中暑蓋當暑月名之猶冬月發熱爲傷寒也云云詳後所論矧中暑證亦有於勞役動而得者中熱證亦有於避暑靜而得之（見玉機微義）劉純不能直斥其非而頗涉調停分疏回護何足取焉

大槩若以動靜分暑熱以陰陽立說動靜陰陽已見前張元素說

張介賓曰暑本夏月之熱病然有中暑而病者有因暑而致病者此其病有不同而總由於暑故其爲病則有

陰陽二證曰陰暑曰陽暑治猶氷炭不可不辨也陰暑者因暑而受寒者也凡人之畏暑貪冷不避寒氣則或於深堂大廈或於風地樹陰或以乍熱乍寒之時不謹衣被以致寒邪襲於肌表而病爲發熱頭痛無汗惡寒身形拘急肢體痠疼等證此以暑月受寒故名陰暑即傷寒也陽暑者乃因暑而受熱者也在仲景即謂之中暍凡以盛暑烈日之時或於長途或於田野不辭勞苦以致熱毒傷陰而病爲頭疼煩躁肌體大熱大渴大汗

脉浮、氣喘、或無氣以勤等證、此以暑月受熱、故名陽暑、又云、傷寒之名、有不同者、在冬之寒、即謂之正傷寒、在春之溫、即謂之溫病、在夏之暑、即謂之暑病、是溫病暑病、亦皆傷寒之別名耳、傷暑之病、有不同者、其因暑而感寒者、寒則傷形、即傷寒也、因暑而受熱者、熱則傷氣、即傷暑也、是內傷外感俱有暑病之不同耳、景岳全書、

此張介賓由欲強分陰陽二證、枉作鑿說、遂至謂溫病暑病、亦皆傷寒之別名、夫暑與寒、如氷炭、何得謂暑爲

寒乎、此皆以不能破素問以來之邪說、反爲之辭耳、及作傷暑、冒暑、暑風、伏暑、暑厥、暑病、暑寒病等多名者、亦皆由醉生夢死乎醫籍樊籠之中、而不能出範圍開隻眼以辨眞妄虛實也、大槩醫書、立傷暑門者、多謂夏月傷冷也、證治要訣以下、皆莫不同、

證治要訣云、傷暑、自汗、手足時自搐搦者、謂之暑風、緣已傷於暑、毛孔開、而又邪風乘之、又云、暑月身痒如鍼刺、間有赤腫處、亦名暑風、按丹溪心法附餘云、戴云、暑風者、夏月卒倒、不省人事者、

是也、景岳全書云、戴氏曰、夏月卒倒、不省人事、名曰暑風、今考證治要訣、有前所引二條、暑風、而無此語、特中暑門、有昏不知人語耳、不知戴別有所論耶、又赤水玄珠云、林氏曰、中暑之證、面垢悶倒、昏不知人、冷汗自出、手足微冷、或吐、或瀉、或喘、或滿、其脉浮虛、名曰暑風、此直剽竊證治要訣、中暑門中之全文、而其末只添其脉浮虛、名曰暑風、八字耳、孫一奎何以不引戴氏、而引林氏乎、尤可恠也、

又云、伏暑煩渴而多熱痰、又云、暑氣久而不解、遂成伏暑、内外俱熱、煩躁、自汗、大渴、喜冷、若不愈者、暑毒深入、結熱在裏、譫語、煩渴、不顧去近衣、大便秘結、小便赤澁、當作熱病治、

丹溪心法附餘云、暑乃暑月炎暑也、盛熱之氣著人也、

有冒、有傷、有中、三者有輕重之分、虛實之辨、或腹痛水瀉者、胃與大腸受之、惡心者、胃口有痰飲也、此二者、冒暑也、古今醫統同、

赤水玄珠云、盛夏發熱、有傷寒、冒暑、二證、若熱有進退、則爲冒暑、一向熱不止、則爲傷寒、

丹臺玉案云、又爲伏暑、又何以辨之、蓋傷暑在肉分、周身煩躁、或如鍼刺、或有赤腫、蓋天氣浮於地表、故人氣亦浮於肌表也、冒暑、或腹痛水瀉者、胃與大腸受之、惡

心者胃口有痰飲也、伏暑卽冒暑、久而藏伏三焦腸胃之間、熱傷氣而不傷形、旬月莫覺、變出寒熱不定、霍亂吐瀉、膨脹中滿、瘧痢、煩渴、腹痛、下血等證、又云、又有暑風厥、手足搐搦、爲風、手足逆冷爲厥、

明醫雜著云、治暑之法、清心利小便最好、暑傷氣、宜補其氣爲要、又有惡寒、或四肢逆冷、甚者迷悶不省、而爲霍亂吐利、痰滯、嘔逆、腹痛、瀉利、此則非暑傷人、乃因暑而自致之病也、以其因暑而得、故亦謂之暑病、

陳徵雩潭居醫約云若膏粱子弟避暑于深堂大厦之中或涼臺冷楙之下忽頭痛惡寒身體拘急骨節疼痛鬱熱大發此爲陰邪所遏使周身陽氣不得伸越治宜温散寒邪然勞役之人亦有食生冷水水致寒者貴介亦有出入冒暑而成熱證者尤當審其眞假焉夫寒皆因暑所致非因天時之所感俗呼暑寒之病乃暑證之變也○剽竊諸書依樣畫胡盧盆足見其陋也

本草綱目云烏頭條引全幼心鑑小兒暑風暑毒入心痰塞心孔

皆迷搐搦、此乃危急之證、○此小兒夏月犯暑偶發癇耳、特謂暑者誤矣、

以上皆是同一醫流之贅說、不暇一一辨焉、但如戴思恭別立中暑傷暑二門者、最爲謬誤之首魁、況其餘乎、何足取乎、欲資考證、故舉載焉、

況銀盌扇冷之水、水井底宿浸之寒瓜、或鮮魚銀絲之鱠。美腊玉粒之飯。皆是任欲恣意乎祛熱收汗、解煩止渴之策、曾不顧慮口腹受傷、冒中不化、遂乃生出腹痛吐瀉寒

熱煩悶多端病患此雖固爲避暑貪凉所作然而究竟爲傷食也決矣何須復言焉而後世醫書槩以此證收入傷暑中暑之門中或謂之暑病或謂之暑中之病不亦大戾乎若爲冷水寒氷所傷乃因夏月避暑而所得也故屬之傷暑或謂之暑病或謂之暑中之病則今有冬月祁寒擁爐浴湯求取溫煖倘偶被湯火傷此亦因寒月防寒而所得也則屬之傷寒或謂之寒病或謂之寒中之病而可乎哉何以異乎是也飲食湯火均屬不内外因則必不可謂

彼不同乎此矣。一日予與門人談醫事偶及此事不覺爲哄堂醫家愚陋每每如此。雖不足深責亦甚厭見聞矣善哉盧和之言曰若謂夏月陰在內宜服溫熱則冬月陽在內亦宜服寒凉之物乎。觀此可以準知也特王履趙繼宗盧和俱能知鹵莽乎言其非惜哉獨明乎此而暗乎彼矣唯此一論可取而至于全編則亦只仍舊方技之說非無遺憾也。虞摶孫文胤猶渴睡漢乍覺而復昏鼾者也。

王履中暑中熱辨曰竊謂暑熱者夏之令也大行於天

受疑為字

地之間人或勞動或饑餓元氣虧乏不足以禦天令亢極於是受傷而為病名曰中暑亦名曰中熱其實一也今乃以動靜所得分之何哉夫中暑熱者固多在勞役之人勞役則虛虛則邪入邪入則病不虛則天令雖亢亦無由以傷之彼避暑於深堂大廈得頭疼惡寒等證者蓋亦傷寒之類耳不可以中暑名之其所以煩心與肌膚火熱者非暑邪也身中陽氣受陰寒所遏而作也既非暑邪其可以中暑名乎全文出泝洄集

趙繼宗曰、潔古有曰、靜而得之爲中暑、動而得之爲中熱、竊謂熱即暑、暑即熱、豈可以動靜暑熱分之也、儒醫精要、

盧和曰、夫暑熱一也、夏令之氣也、靜居堂廈而病、乃夏月傷冷之病、何以中暑名而求別於中熱耶、王安道辨之明矣、惟其以中暑名病、而用溫熱之藥、所以世人率謂伏陰在內、宜服溫熱、而爲通世之謬、深可歎也、若謂夏月陰在內、宜服溫熱、則冬月陽在內、亦宜服寒涼之物乎、丹溪纂要、

虞摶曰、王安道曰、云云、此論固是、抑亦有未悉之旨也、
與愚按仲景傷寒論中一證曰、中暍即中暑也、一證曰、
熱病即中熱也、曰中暑者、陰證内傷之爲病也、曰中熱
者、陽證外感之爲病也、全文見醫學正傳、
孫文胤曰、暑者、夏月炎蒸之氣也、丙丁當權、祝融用事、
炎威酷烈、鑠石流金、柔脆之軀、不堪燔炙、而中暑之病
有不免矣、病之初起、身熱自汗、口渴面垢而已、其餘雜
證、皆後傳變、然昔人有中熱中暑之分、豈暑之外別有

所謂熱耶、蓋暑與熱、本無所異、而人感之則有異耳、全文、出丹臺玉案、

又有稱熱暍。火暍者。誤矣。竟是蛇足耳。出病源候論、千金方、外臺秘要所引古今録驗、俱同、本艸綱目臘雪水主治、李時珍曰、宜煎傷寒火暍之藥、

後世又立注夏病名、其證。微熱。頭痛。眼花五心煩熱。口苦。舌乾。神情困倦。飲食減少。好睡。胸膈不利形如虛怯眩悸。腿酸。兩脚軟弱乏力。四肢羸瘦者。是也俗稱夏瘦此言無

病之人春秋無異只入夏月食少身瘦心倦脚弱耳本由生稟虛劣之人不慎房事不能忍耐暑熱犯傷元氣而爲病者也若不慎則成勞瘵不可救也此證暑月及秋初猶之醫書謂春末夏初者非也

丹溪心法附餘云注夏屬陰虛元氣不足夏初春末頭疼脚軟食少體熱者是

丹臺玉案云注夏每遇春末夏初便覺頭疼脚酸神思困倦飲食減少四肢消瘦軟弱乏力

又以此證爲痿屬亦非也。

婁英醫學綱目、痿條、併注夏而治法、直引李杲清暑益氣湯類、且引朱案云、宋某勞傷發熱、當作注夏治之、又婦人患注夏、手足痠軟而熱、王肯堂證治準繩亦同痿門終云、痿發於夏、俗名注夏、當從東垣法治之、婁英又云、解㑊之證、懈倦困弱似痿、故附痿後、孫一奎赤水玄珠、全剽竊之、蓋解㑊元出素問、而不可決謂某病、古有而今無之證、不獨止此、況可比注夏乎、婁孫二氏誤矣、

附字辨

暍康熙字典云說文傷暑也玉篇中熱也前漢武帝紀夏大旱民多暍死荀子富國篇夏不宛暍淮南子俶眞訓暍者蔭冷風於秋由是觀之則傷暑中熱非始有異又不可暍字上著中字也甚明矣奈何不學無術之醫人强分中暑中熱傷暑或拘中傷或暍上加中皆昏愚之所致也又有⿸疒暑康熙字典引集韻賞呂切音暑中暑之病今謂恐是俗字暍又作⿸疒曷玉篇於竭切一作偈煬又音渴正字通似

専作暍解。今謂此亦恐是俗字。故瘏⿸疒曷二字並不可用。

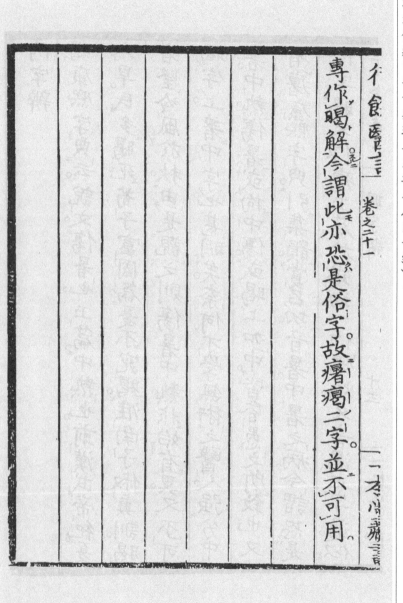

一本堂行餘醫言卷之二十二

香川修德太冲父　著

瘧

瘧魚略切音虐

瘧疾者。其始將發。呵欠頻作。四末漸冷。而後惡寒戰慄。鼓頷。振顫。全軀顫掉。腰脊倶痛。重衾複被。使人騎壓。尚且動躍。當是之時。熱湯烈火。不能溫也。而又發熱熇熇。擧身如火。當是之時。寒氷冷水。不能寒也。其證。口苦。咽乾煩渴引飲。頭痛如破。漉汗如雨。面色靑黃。陳過而休者是也。有能食者不食者渴者不渴者寒多熱少者寒少熱多者身痛者不痛者汗多者汗少者譫語者不譫語者輕者能食不渴寒少熱少汗少身不痛不譫語劇者不能食大渴寒多熱多汗多身痛譫語或有每日一發者間日一發者又有間二日三日而發或至數日而發者此證至希又有始間日而發後每日作始每日發而後間日作或每日間日發止不定者又有始直如傷風寒一二日或三四日或十日以上而後全成瘧者或有日發者日晏者晝發者夜作者

種種證候。不可舉盡。輕者三四發而已。或十餘發而已。重者經百日。及一年。延至數年者。亦間有之。古人稱三十年瘧者。雖未可全信。而或希有之。亦未可知也。二十六七年前。嘗視信州人。患瘧四年者。飲食。二便。起居。顏色。曾無異常。惟有每日或間日。惡寒發熱汗出一陣而已。由是觀之則延至十年。亦不可測也。

外臺祕要所引深師方云。療三十年瘧。按肘後方云。無問年月。可治三十年者。千金方云。療瘧經數年不瘥者。

四時俱有。夏秋特多。原其所因。則雖皆爲風寒濕之微邪
外傷所致。而推其本。則無非癥瘕爲之根者矣。但其輕而
三五發而止者。及草野之民。入山涉水而得者。單止外邪
此固壯盛之質。癥瘕亦無之。其有之亦微小。故其證甚輕
若夫淹延不已。累月多日之久。瘧雖初有外邪啓焉。而至
于十餘發之後。則全是瘧母之所爲也。決然而明矣。瘧母
即癥瘕是也。瘧母之名。張仲景始言之。而所論則不是也
如陳言。戴思恭。喻昌輩說之。又並非也。特揚士瀛之言。爲

稍得要但謂水飲爲根者不是耳

金匱方論云、病瘧以月一日發、當以十五日愈、設不差、當月盡解、如其不差、當云何、師曰結爲癥瘕、名曰瘧母、

仁齋直指云、瘧之經久而不歇、其故何也、有根在也、根者何、曰飲、曰水、曰敗血是耳、惟癖爲瘧之母、

三因方云、老瘧、又曰瘧母○證治要訣云、瘧母、又名勞瘧、○醫門法律、稱母瘧、

而至其所以一日寒熱大作。及于次日。則恬然無事、如未

始病者而復至于次日患狀再發不勝甚困之理則決不可知矣素靈所論竟是鑿空捕風之言全不足據也

素問云問曰夫痎瘧皆生於風其蓄作有時者何也對曰瘧之始發也先起於毫毛伸欠乃作寒慄鼓頷腰脊俱痛寒去則內外皆熱頭痛如破渴欲冷飲曰何氣使然願聞其道曰陰陽上下交爭虛實更作陰陽相移也陽并於陰則陰實而陽虛陽明虛則寒慄鼓頷也巨陽虛則腰背頭項痛三陽俱虛則陰氣勝陰氣勝則骨寒

而痛寒生於內故中外皆寒陽盛則外熱陰虛則內熱
外內皆熱則喘而渴故欲冷飲也此皆得之夏傷於暑
熱氣盛藏於皮膚之內腸胃之外此榮氣之所舍也此
令人汗空疏腠理開因得秋氣汗出遇風及得之以浴
水氣舍於皮膚之內與衛氣并居衛氣者晝日行於陽
夜行於陰此氣得陽而外出得陰而內薄內外相薄是
以日作曰其間日而作者何也曰其氣之舍深內薄於
陰陽氣獨發陰邪內著陰與陽爭不得出是以間日而

作也曰善、其作日晏與其日早者何、氣使然、曰邪氣客於風府、循膂而下、衛氣一日一夜大會於風府、其明日日下一節、故其作也晏、此先客於脊背也、每至於風府、則腠理開、腠理開則邪氣入、邪氣入則病作、以此日作稍益晏也、其出於風府、日下一節、二十五日下至骶骨、二十六日入於脊內、注於伏膂之脉、其氣上行、九日出於缺盆之中、其氣日高、故作日益早也、其間日發者、由邪氣內薄於五藏、橫連募原也、其道遠、其氣深、其行遲、

不能與衛氣俱行不得皆出故間日乃作也曰夫子言
衛氣每至於風府腠理乃發發則邪氣入入則病作今
衛氣日下一節其氣之發也不當風府其日作者奈何
曰此邪氣客於頭項循膂而下者也故虛實不同邪中
異所則不得當其風府也故邪中於頭項者氣至頭項
而病中於背者氣至背而病中於腰脊者氣至腰脊而
病中於手足者氣至手足而病衛氣之所在與邪氣相
合則病作故風無常府衛氣之所發必開其腠理邪氣

之所合則其府也曰善夫風之與瘧也相似同類而風獨常在瘧得有時而休者何也曰風氣留其處故常在瘧氣隨經絡沈以內薄故衛氣應乃作曰瘧先寒而後熱者何也曰夏傷於大暑其汗大出腠理開發因遇夏氣淒滄之水寒藏於腠理皮膚之中秋傷於風則病成矣夫寒者陰氣也風者陽氣也先傷於寒而後傷於風故先寒而後熱也病以時作名曰寒瘧曰先熱而後寒者何也曰此先傷於風而後傷於寒故先熱而後寒也

亦以時作名曰溫瘧其但熱而不寒者陰氣先絕陽氣獨發則少氣煩寃手足熱而欲嘔名曰癉瘧曰夫經言有餘者寫之不足者補之今熱爲有餘寒爲不足夫瘧者之寒湯火不能溫也及其熱氷水不能寒也此皆有餘不足之類當此之時良工不能止必須其自衰乃刺之其故何也願聞其說曰經言無刺熇熇之熱無刺渾渾之脉無刺漉漉之汗故爲其病逆未可治也夫瘧之始發也陽氣并於陰當是之時陽虛而陰盛外無氣故

先寒慄也陰氣逆極則復出之陽陽與陰復并於外則陰虛而陽實故先熱而渴夫瘧氣者并於陽則陽勝并於陰則陰勝陰勝則寒陽勝則熱瘧者風寒之氣不常也病極則復至病之發也如火之熱如風雨不可當也故經言曰方其盛時必毀因其衰也事必大昌此之謂也夫瘧之未發也陰未并陽陽未并陰因而調之真氣得安邪氣乃亡故工不能治其已發爲其氣逆也曰善攻之奈何早晏何如曰瘧之且發也陰陽之且移也必

從四末始也陽已傷陰從之故先其時堅束其處令邪氣不得入陰氣不得出審候見之在孫絡盛堅而血者皆取之此眞往而未得并者也曰瘧不發其應何如曰瘧氣者必更盛更虛當氣之所在也病在陽則熱而脉躁在陰則寒而脉静極則陰陽俱衰衛氣相離故病得休衛氣集則復病也曰時有間二日或至數日發或渴或不渴其故何也曰其間日者邪氣與衛氣客於六府而有時相失不能相得故休數日乃作也瘧者陰陽更

勝也或甚或不甚故或渴或不渴曰論言夏傷於暑秋必病瘧今瘧不必應者何也曰此應四時者也其病異形者反四時也其以秋病者寒甚以冬病者寒不甚以春病者惡風以夏病者多汗曰夫病温瘧與寒瘧而皆安舍舍於何藏曰温瘧者得之冬中於風寒氣藏於骨髓之中至春則陽氣大發邪氣不能自出因遇大暑腦髓爍肌肉消腠理發泄或有所用力邪氣與汗皆出此病藏於腎其氣先從内出之於外也如是者陰虚而陽

盛陽盛則熱矣衰則氣復反入入則陽虛陽虛則寒矣故先熱而後寒名曰溫瘧曰癉瘧何如曰癉瘧者肺素有熱氣盛於身厥逆上衝中氣實而不外泄因有所用力腠理開風寒舍於皮膚之內分肉之間而發發則陽氣盛陽氣盛而不衰則病矣其氣不及於陰故但熱而不寒氣內藏於心而外舍於分肉之間令人消爍脫肉故命曰癉瘧瘧論又云足太陽之瘧令人腰痛頭重寒從背起先寒後熱熇熇暍暍然熱止汗出難已足少陽

之瘧令人身體解㑊寒不甚熱不甚惡見人見人心惕
惕然熱多汗出甚足陽明之瘧令人先寒洒淅洒淅寒
甚久乃熱熱去汗出喜見日月光火氣乃快然足太陰
之瘧令人不樂好大息不嗜食多寒熱汗出病至則喜
嘔嘔已乃衰足少陰之瘧令人嘔吐甚多寒熱熱多寒
少欲閉戶牖而處其病難已足厥陰之瘧令人腰痛少
腹滿小便不利如癃狀非癃也數便意恐懼氣不足腹
中悒悒肺瘧者令人心寒寒甚熱熱間善驚如有所見

者心瘧者令人煩心甚欲得清水反寒多不甚熱肝瘧者令人色蒼蒼然大息其狀若死者脾瘧者令人寒腹中痛熱則腸中鳴鳴已汗出腎瘧者令人洒洒然腰脊痛宛轉大便難目眴眴然手足寒胃瘧者令人且病也善飢而不能食食而支滿腹大刺瘧論又云火熱復惡寒發熱如有瘧狀或一日發或間數日發其故何也曰勝復之氣會遇之時有多少也陰氣多而陽氣少則其發日遠陽氣多而陰氣少則其發日近此勝復相薄盛

衰之節瘧亦同法至眞要大論又靈樞歲露篇所論全與瘧論同但文字有少異同耳生氣通天論金匱眞言論陰陽應象大論氣交變大論五常政大論六元正紀大論及靈樞雜病篇論疾診尺篇等俱有瘧說又出經脉篇

觀以上諸論可以見其空理無實也故吾門不說所以然之理常言瘧之證狀只是如此自然而然其理不可知也私憶殆似夏月雷雨乎若昨日雷雨則今日自朝至午後蒼蒼晴天萬里無雲及將晡也奇峰崒屼火雲東西自出旋風卷地埃昏蔽天白日忽暗轟雷閃電暴雨如注須臾

震霈一陣而已。明日晡時。亦復如此。但有早晏耳。天地人身同一氣象。則此可以喩瘧乎。能近取譬。可謂云爾已矣。

原夫瘧者。甚可喜之疾耳。何也。凡疾者。夫人之所不能免。而大者必死。留著者。爲終身滯患。困苦時發。其不死者。或剩或缺。終成不完之身。但瘧不然。患狀雖劇。不死。死者千百中之一二。而多是高年。不勝其苦。俄然而逝也。間有死者。必是患中不愼。自謂瘧者不死之疾。而不畏房欲如平時者耳。余目擊之。已有數人。其他如瘧後成勞瘵。或蠱瘦成廢人不復舊時壯實之徒亦皆不畏不慎淫慾耽溺之所致也試見大槩壯實者病瘧故寒熱諸證亦盛較其次者雖間病之證狀亦輕弱人未嘗有病之者故吾門以患瘧者不問老壯婦兒槩爲盛人況瘧已之後宿疾頓失永成無病之人者比比而有又有宿有癥疝平常少食快快度日者一患瘧而愈後能自飲食精神爽快大異前日又有黴瘡疳瘡便毒膿淋臁瘡疥癬及久苦諸結毒者一患瘧而愈後諸證脱然去身俗間每謂凡有結毒者不患瘧

若偶病之則洗舊染之瘀滯再復平時試之多然此事古人未嘗有一人言到者近時反觀黴瘡結毒家患瘧之後復有病疳瘡體痛者此必在青年蕩子不懲前惡再遊花柳中復被妓毒之徒也又有無何所患唯是劣弱不健每出人後者一患瘧而愈後氣形盛旺言動不倦幾如別人又有癇癖痙痔結核不寐諸痛帶下小兒頭瘡者一患瘧而愈後前證漸減治養善繼終得痊可如此之類不一而足是皆非瘧之甚可喜者乎今推其故意其瘧熱滚動周

身。外而經絡之窒而不開。縮而不展。中而血精筋骨之澁而不行。滯而不流。內而臟腑間癥疝之痞而不通。結而不解者。強運剛轉推盪驅逐。元氣爲之得援。乘機斡旋。氣勢一健。諸逆順行。無所鬱塞。故宿患久滯。賴以根治。譬如洪水復舊河流。方其積芥亂茅。凝土堆沙。上支下壅。水路爲之迂回屈曲。南轉北灣。渣濁聚止。而高浪漲來。大勢滾去。川脉一新。芥沙無遺。浚決洗掃。復歸舊流也。故癥有推陳致新之功。如其壞變他證。與荏苒不起者。皆由治法不正。

護養不愼之所致耳審察後世治術也其姑息迂遠者畏爲深害徒用緩方補以住邪血氣隘迫者急求速効肆行駛劑截以遺毒況又補攻兼施祈禱厭勝竟近兒戲乎皆由不透曉此證也此證自古用祝由符禳而已者每每有之姦醫貪得雖怖以大疾而俗人往往不服其藥唯微厭之速已盧祖常所謂老醫畏其無定呼爲惡疾者於醫家可謂大嘲矣不亦可深耻乎此其瘧疾之所以唯可隨勢之輕重以取汗自能發盡其邪而不厭亦已故一厭卯交加

也其他或灸或鍼或灌水或誦詩或刼或怖或沈醉或博
戯種種厭勝不可盡舉今録數條於此以資備考
盧祖常續易簡方云瘧之爲疾内經答問詳盡義理深
長後世棄而不讀置而不究惟持無痰不成瘧爲要說
傳習砒黄和豆粉爲圓衣以礬紅或用砒黄和雄黄爲
圓衣以青黛謂之瘧丹或以恒山一味爲君名爲瘧藥
才得其傳類稱奇貨自謂學成伎足不問虚實槩行施
治偶與痰瘧相投可刼其效若本脾虚氣弱之人瘧不

因痰而成、拔之一經、剝吐精源、髓海倒流、逆動、非獨病勢增重、不知幾日可以調理平復、蓋有以綿裹藥、塞其耳而效者、有男緋女緑帛、繫其腕而效者、或肆博戲而不來者、或遠韓閃而免發者、或面北咀桃枝頭七箇、冷水嚥下而已者、或有灸三椎骨兩傍各一寸而安者、或有啖小生茄子三五枚而愈者、老醫畏其無定、呼爲妖瘧、正以其瘧所感多因鄉之相傳、尋常療瘧、以二陳湯加草果治痰瘧、以生料平胃飲嚥紅圓子治食瘧、以理

行餘醫言 三 瘧 十三 一本堂藏

中湯加草果半戋或添加附子以治脾寒瘧或以五苓散嚥眞方消暑圓治暑瘧或以川烏七棗湯治風瘧以養榮湯樂令建中湯治虛勞瘧或以肉豆蔻草果各兩枚一煨一生厚朴二寸二片一薑汁塗炙一片生甘草二寸一寸炙一寸生生薑二塊栗子大一煨一生合爲一處剉成麤散分作二服水盞半煎八分當發日五更初進二服忌葷腥治久瘧脾胃日衰名生熟飲詳考顛柰此亦不知瘧之所以然而妄作臆說又且爲多方所惑亦自依樣畫胡盧者耳○按此邦之俗瘧

瘧之法不一而足有發日侵晨浴井華水或以冷水自項灌注驚寒而已者或有纏縛街頭之石佛詛曰已彼瘧則可解而差者或有灸手足十指頭各一壯而已者或有灸鬼哭穴三壯而已者或有多飲酒沈醉酩酊而已者或有拾取宸廷之沙拜戴之而已者或有禱神念佛供酒果珍膳而已者或有拜服廟祝野巫妖僧幻人之符水符物而已者或有鍼刺而已者○又按晉書桓石虔小字鎮惡勇猛瘧者稱桓石虔以怖之多愈又南

齊書、齊桓康隨世祖起義、摧堅陷陣、膂力絶人、所經村邑、恣行暴害、江南人畏之、以其名怖小兒、畫其形以辟瘧、無不立愈。南史作畫其形於寺中、病瘧者寫形帖著牀壁、無不立愈。又梁書殷鈞傳、郡舊多山瘧、更暑必動、自鈞在任、郡境無復瘧疾。又五代朱瑾在唐爲兖州節度使、梁大祖攻敗之、奔楊行密、大破梁兵、後以殺徐知訓、族滅。瑾名重江淮、人畏之、其死也、尸之廣陵北門、路人私共瘞之、是時民多病瘧、皆取其墓上土、以水服之云、病輒愈、更益新土、增成高墳見事文類聚又詩話云有病瘧者子美曰吾詩可以療之病者曰云何曰夜闌更秉燭相對如夢寐其人誦之瘧猶是也杜曰更誦吾詩云子璋髑髏血模糊手提擲還崔大夫其人誦之果愈漁隱叢話世傳杜詩能除瘧此未必然蓋其辭意典雅讀之者脱然不覺沈痾之去體也而好事者乃曰鄭廣文妻病瘧子美令取予落月滿屋梁猶疑照顏色一聯誦之不已又令取虬鬚似太宗色映塞外春一聯誦之不已又令取子璋髑髏血模糊

手提擲還崔大夫一聯誦之則無不已矣此殊可笑借使瘧誠有鬼若知杜詩之佳是賢鬼也豈復屑屑求食於嘔泄之間哉觀子美有詩三年猶瘧疾一鬼不銷亡隔日搜脂髓增寒抱雪霜徒然潛隙地有靦屢鮮妝則是疾也杜陵正自不免（見事文類聚）又瑯邪代醉編云趙與時曰世人瘧疾將作謂可避之他所閭巷不經之說也然自唐已然高力士流巫州李輔國授謫制時力士方逃瘧功臣閣下杜子美詩三年猶瘧疾一鬼不銷亡隔

日搜胏髓坪寒抱雪霜徒然潛隙地有醜僂鮮粃則不
特避之而復塗抹其面矣俗言避瘧鬼必伏幽隙之地
不然必畫易容貌又云馬子約曰張乖崖與傅逸人有
舊誘之仕傅曰薦已是相許也遂止開寶中張與傅會
于韓城終夕談話諸隣病瘧者皆不發故乖崖有詩云
每憶家園樂名賢共里閭劇談祛夜瘧幽夢得鄉書漸
長性情懶隔年音信疎終爲累高節不得薦相如傳每
發家書必先參故云賈氏談録云余外祖母文氏潞公

之女也。凡見潞公花押，必剪收，云能愈瘧疾。以上張昂思又
闗中無蟹，秦人家收得一乾蟹，土人以爲祥，有病瘧者，
借去懸于門戶，遂差。不但人不識，鬼亦不識也。見筆談又
宋彭乘墨客揮犀云：國士博士李餘慶知常州，強於政
事，果於去惡，凶人惡吏畏之如神。末年得疾甚困，有州
醫博士多過惡，進利藥以毒之。餘慶察其姦，召醫博士
杖殺之，歸臥未及帶而死，葬於橫山。有病瘧者取墓土
著牀帶間，輙差。又見夢溪筆談又庚巳編載吳縣陳氏祖傳

鐔患癥者照之見背上一物驚去病即瘥新組又窮日

録建寧有陸漑患瘧醫療無效有顧光寶能畫遂命筆

畫一獅子令於外榜之謂陸曰可虔心祈禱當有驗如

言中夜聞户外有窸窣之聲明日看獅子口臆有血淋

滴既病乃愈

以上止瘧之術多端如此其他鍼灸截瘧單方不可擧記

西方土俗因仍用來者其地可行而他鄉不可用也其始

自千金方抱雞使鳴而驚外臺秘要所引崔氏及元希聲

書禠法等延至于後世種種厭呪妄載醫籍鹵莽滅裂不知羞恥人情好異邪術盛行貽毒傷命害匪淺淺然而符呪本是刼奪之術而非正法也故可施之愚夫愚婦間厭勝證君子端人固不須言雖使其無學無聞而稍有小才智者既必不信之則用之絕無寸効安在徐春甫所謂移精變氣之謂也亦安在張介賓馮兆張所謂膽特脾信之事也

徐春甫曰世有不服藥餌或人與符祝厭之亦止何也曰此夏時天地氣交百物生發濕熱薰蒸諸蟲吐毒

際，人因暑熱汗出，神氣虛散，感得時行不正之氣，爲瘧。故與符厭之亦止，若移精變氣之謂也，見古今醫統。

張介賓曰：蓋以瘧之輕者，日發一次，多在半表半裏，少陽膽經，當其邪正相爭，迭爲勝負之際，但得一厭，則膽氣有所恃，故正勝邪而病退矣。此藉其相勝之氣以移易其邪正也，見類經註。

馮兆張曰：然世以符咒壓之而愈者，蓋瘧因脾虛，而脾主信，符咒之佩身，則心有所恃，脾有所信，中氣一壯，外邪自解，見錦囊祕錄。徐也見誤於素問，張也惑意於膽經，馮也見張曰膽恃，重鑿至于脾信，皆由無實見識，妄作臆說耳。

況如癥瘧難愈，邦俗呼爲蟲瘧者，雖使巫祈祝禳，前劫後截，百千周匝而發作自若，依舊曾不見已，不但無益，適足成痼轉增沈滯。其害可勝言哉。故向曰輕者不厭亦已故一厭即効而愚人之所以取信也。豈癥瘧重瘧之所可已乎哉。凡癥瘧纏綿難愈者。唯宜灸以待自已而可也。如是者。既已後其復尤早。後來清快壯健勝於往日者多有之。全是灸之功也。豈可不尚乎。古今濫名。如寒瘧。

素問云。先寒後熱者。名曰寒瘧。瘧論

瘧寒疾。

見周禮天官疾醫。又出素問六元正紀大論云。瘧寒之疾。

温瘧

素問云、先熱後寒者、名曰温瘧、瘧論、又出刺瘧論、刺瘧論、六元正紀大論等。○陳治證治大還云、温瘧又名牡瘧、寒瘧又名牝瘧者、大非也。

瘴瘧○

又云、但熱而不寒者、名曰癉瘧、瘧論、楊士瀛仁齋直指云、暑瘧、一名瘴瘧、徐春甫古今醫統亦同。

風瘧○

又云、風瘧、瘧發則汗出惡風、瘧論、又云、魄汗未盡、形弱而

行餘醫言　卷之二十二　一本堂藏

氣爍、究俞以閑、發爲風瘧、生氣通天論、又云、夏暑汗不出、秋成風瘧、金匱眞言論、○又見刺瘧論、

太陽瘧。少陽瘧。陽明瘧。

同上、○李梴醫學入門、此稱陽瘧、保命集云、在太陽經者爲風瘧、陽明經爲熱瘧、少陽經爲風熱瘧、婁英醫學綱目引此三陽經受病、皆謂之暴瘧、發在夏至後處暑前、此乃傷之淺者、近而暴也、醫學彙函、劉之、其終云、在三陽經、則總爲之瘧、盧知[illegible]

經纂要云、在太陽經爲寒瘧、陽明[illegible]

風瘧或曰寒熱瘧古今醫統引活法機要與此同

太陰瘧。少陰瘧。厥陰瘧。

同上○李梴此稱陰瘧醫學入門○龔廷賢萬病回春亦同保命集云在陰經則不分三經總謂之濕瘧一作溫瘧者誤當從太陰經則不分其病發在處暑後冬至前此乃傷之重也遠而爲痎瘧者老也故謂之久瘧丹溪纂要云作於子午卯酉日者少陰瘧作於寅申巳亥日者厥陰瘧作於辰戌丑未日者太陰瘧

肺瘧。心瘧。肝瘧。脾瘧。腎瘧。

同上。○三因方、此稱五種瘧、又本艸綱目、伏翼屎所收方、稱五瘧、引聖惠方、

胃瘧。

同上。○仁齋直指、三因方、古今醫統、俱云食瘧、一名胃瘧、宜明論亦有食瘧名、

十二瘧。

同上、刺瘧論、即三陽三陰、五藏及胃、合十二也、

痎瘧。

又云、夫痎瘧皆生於風、瘧論、又見生氣通天論、四氣調神論、陰陽應象大論、靈樞論疾診尺篇等、痎、一作痻、八十一難、甲乙經、千金方、及素問遺編本病論等、皆作痻瘧、保命集云、痎瘧者久瘧也、醫學綱目從之、丹溪纂要、醫學正傳、俱云痎瘧老瘧也、續易簡方亦同、

狂瘧。

出靈樞經脉篇、○或云、此謂狂與瘧二疾、而觀李時珍本草綱目、紫參條有狂瘧字、則爲一瘧名明矣、

牡瘧。

金匱方論云、瘧多寒者、名曰牡瘧、按外臺祕要引此作

牝古今醫統亦作牝千金方牡瘧下云一作牝喻昌醫門法律註金匱曰心者牡藏故即以寒多熱少之瘧名曰牡瘧醫學綱目亦作牡而大成論本草綱目普渡慈航等以牡瘧牝瘧為二證並出

老瘧。

出肘後方

鬼瘧。

見神農本草芫花條

山瘧。

梁書、殷鈞傳云、郡舊多山瘧、更暑必動、自鈞有任、郡境無復瘧疾、南史亦同、

山瘴瘧

巢元方云、此病生於嶺南、皆由山溪源嶺、嶂濕毒氣、故也、（病源候論）千金方及外臺秘要、所引小品方亦同、

痰實瘧。

病源候論云、痰實瘧者、謂患人胸膈先有停痰結實、因

行餘醫言　卷之二十二　　一本堂藏書

成瘧病

勞瘧。

又云勞瘧、疾雖暫間、小勞便發○已出肘後方、又千金方、外臺祕要所引集驗方、張文仲方亦同、

久瘧。

同上、又外臺祕要所引深師方、備急方亦同、又救急方云百日、或一年以上、深師方云三十年、瘧及千金方云、三歲或數年、此皆久瘧也、

瘴瘧○乞鬼瘧

出肘後方○千金方及外臺秘要所引古今録驗備急方近効方皆同又外臺秘要引備急夫瘴與瘧分作兩名其實一致或先寒後熱或先熱後寒嶺南率稱為瘴江北總號為瘧此由方言不同非是別有異病然南方溫毒此病尤甚原其所歸大略有四一山溪毒氣二風溫痰飲三加之鬼癘四發以熱毒在此之中熱毒最重故所用藥物須審病源患瘧瘴之後特須防瘴而發痢

死不旋踵。所以然者，瘴體先虛，虛不宜痢，又瘴宜冷差，痢宜溫斷。斷痢則益瘴，斷瘴則益痢。大率如此，不可不慎。非直藥療，亦須宜加將息，取適若能。用一色藥，兼二種病，冷而止痢，溫而斷瘧，最其妙也。如不然，先須斷痢，然後療瘴。瘴緩痢急故也。○觀此，則瘴瘧元是同一外感，山嵐溪霧之毒氣，而唯南北之異耳。後世屑屑焉，而專論瘴證者，甚可疑也。

十二時瘧。

千金翼方云瘧有十二種即寅卯等十二時發者瘧鬼十二使之也十二瘧鬼名甚怪其妄不須言也故不盡録由是鬼瘧之名益傳張介賓曰本無瘧鬼神爲邪所亂也徐春甫曰鬼瘧者世俗之謂也邪入陰分夜間發作故名鬼〇按鬼瘧字始已出神農本草則不可謂世俗之謂也乃醫家之故態耳玉機微義云瘧無脾寒及鬼食此言得之

間日瘧〇

出病源候論〇外臺祕要所引備急方同

寒熱瘧〇

同上

痰瘧

外臺祕要所引集驗方古今録驗並有痰瘧字後世朱震亨以來專稱痰瘧遂至云無痰不作瘧吁惑矣哉

妖瘧。

本草綱目瘧鬼條引陳藏器云老瘧發作無時名痻瘧俚人呼爲妖瘧又見證類本草瘧龜條但文字少異

暴瘧熱瘧風熱瘧。濕瘧

俱見保命集仁齋直指亦同

牝瘧。

見上

食瘧。虛瘧。

出宣明論本草綱目萆薢附方引經効濟世方云虛瘧自汗不止

五種瘧。

見三因方

陽瘧。陰瘧。

出仁齋直指醫學入門亦同

厥瘧。

本艸綱目烏頭條引蘇東坡良方云但寒不熱面色黑者名厥瘧

虛勞瘧。

出續易簡方

瘦瘧。

出三因方

脾寒瘧

張從政有瘧非脾寒及鬼神辯云夫瘧猶酷虐之虐也以夏傷酷暑而成痎瘧也又有痞瘧連歲不已此肝經肥氣之積也多在左脇之下狀如覆杯是爲痞瘧猶痞也久而不已令人瘦也內經既以夏傷於暑而爲瘧何後世之醫者皆以脾寒治之世醫既不知云云及其瘧之甚者則歸之祟怪又或因夏日飲冷傷食生硬瓜果指爲食瘧此又非也詳見儒門事親劉純以張之說爲確論且

曰瘧無脾寒及鬼食又但寒不熱面色黑者名厥瘧寒多熱少面黄腹痛名脾瘧見玉機微義

積瘧。六腑瘧。孕瘧。産後瘧暑瘧。虚寒瘧。八種瘧。

出本草綱目云有風寒暑濕熱食瘴邪八種

醉瘧。

養生主論云有自然吐者世俗命曰醉瘧此非服藥而吐者也

邪瘧。

見明醫雜著、又出衛生易簡方、本草綱目瘖日主治引、

鬱瘧。

出趙氏醫貫、

夜瘧。

醫學發明云、暴氣衝上、吐食、夜發、俗呼謂之夜瘧、陳治曰、夜瘧、諸書皆作陰分受邪、惟汪機作陽虛陷入、證治大還

陽年瘧。

見祕方集驗、

胎瘧。

孫文胤曰、如浙西但初發瘧疾者、皆言謂之胎瘧、莫敢服藥、既然有胎瘧、亦該有胎傷寒、胎痢疾之說、何獨瘧疾有胎、而他疾無胎乎、此言大謬之甚。見丹臺玉案

歲露。

錦囊祕錄云、瘧在靈樞謂之歲露、

及論受病久近。

丹溪纂要云、三日一發者、受病一年、卽三陰瘧、間日一

發者受病半年一日一發者受病一月二日連發往一日者氣血俱受病朱震亨又云瘧發於子半之後午之前是陽分受病其病易愈發於午之後寅之前陰分受病其病難愈

南北異證。

證治準繩云按南人不以患瘧為意北人則畏之北人而在南方發者尤畏之以此見治者當知方土之宜也又云東南瀕海海風無常所食魚鹽人多停飲故風瘧

食瘧所由以盛西北高曠隆冬則水氷地裂盛夏則爍石流金人多中寒伏暑故多暑瘧寒瘧東南西北往來其間病在未分之際

淹疾瘧病。

見醫學發明言五藏之病久不愈則爲諸瘧固執少陽爲因。

張介賓曰凡瘧疾初作必多寒熱大抵皆屬少陽經病

又云凡厭瘧之法今世俗相傳多用之但其有效有不

效人每疑之、而其所以然者、自有的確之妙、則從來人所未知也。蓋瘧以邪正相争、其感之淺者、乃少陽膽經病也、景岳全書、無痰不作瘧等。

錦囊祕録云、古云無痰不作瘧、皆是無益之贅言。徒增無見識者之惑耳。

又有稱類瘧者、俗醫之通呼也。此證以日日寒熱發止。或偶間日或隔二三日而復發。大似瘧非瘧。故呼爲類瘧也。

卽四時所有感傷風寒之證。寒熱休作如瘧耳。卽傷寒論所謂如瘧狀者是也。非可別立一名。而王肯堂張介賓別為一證者。似過煩矣。

證治準繩云。外有傷寒往來寒熱如瘧勞病往來寒熱亦如瘧謂之如瘧。○按素問云。寒熱如瘧。五常政大論又至眞要大論云惡寒發熱如瘧景岳全書。有似瘧非瘧論。

又有瘴證。此言中山溪嵐霧之邪氣也。此證亦與瘧相影響。古人倂稱瘴瘧。究竟感冒外邪之證。或云南方謂瘧

方謂瘧元無分別或分諸瘧立別條以上二證俱備于傷風寒門後

又李石續博物志云瘧鬼小不能病巨人故曰壯士不病瘧晋人曰君子不病瘧蜀人以痎瘧爲奴婢瘧此亦俗論哉何瘧疾之擇人乎此説又見朱國禎湧幢小品文字皆同

行餘醫言

卷之二十二

一本堂藏書

附字辨

瘧。古昔以爲劇疾。故字从虐。此由古人不透達瘧證故云爾。按釋名云。瘧酷虐也。凡疾或寒或熱耳。而此疾先寒後熱。兩疾似酷者也。張從政曰。以夏傷酷暑而成痎瘧也。瘧常與酷吏之政並行。儒門事親。李梴曰。瘧有凌虐之狀。病勢如凌虐人之狀。故名瘧。醫學入門。孫文胤曰。瘧者。殘虐之意也。從病從虐故名曰瘧。丹臺玉案。以上皆非也。大凡疾之寒熱俱有者。不可舉數。何獨止瘧哉。以此爲酷虐。則諸病皆可以稱瘧也耶。如張云以傷酷暑成瘧甚屬牽強。況云與酷吏之政並行尤爲無謂也。此邦泰平百五十年。稱前古所未嘗有之至治固無濫刑。亦無苛政。而瘧疾之行歲歲多有海内盡然。安在與酷政並行也。張之妄鑿不亦甚乎。如李之淩虐孫之殘虐。俱就文字上爲說亦由不洞知瘧之全體也。又素問作痎瘧痎即瘧也。或一字。或二字。俱無異。攷素問云。夏傷於暑。秋必病瘧。瘧論又云。夏傷於暑秋必痎瘧。陰陽應象大論又云。夏傷於暑。秋爲痎瘧。生氣通天論可見或單書瘧或連稱痎瘧。其皆一同無別如此也。後世何爲紛紛之說耶。蓋自說文云。痎。二日一發瘧。而謬來耳。夫二日一發瘧。卽間日瘧也。間日瘧。乃瘧疾之正面也。或日日發。或間二三日。發乃瘧之變態也。故謂二日一發瘧者。非說文誤也。二日一發。卽間日瘧。乃瘧之正面。則此其痎卽瘧可以見也。唯可惜說文不直曰痎卽瘧也。爲可憾耳。痎又作⿸疒皆音同。義同。原非有別。甲乙經多作⿸疒皆瘧。卽痎瘧也。而本草綱目云。老瘧發作無時。名⿸疒皆瘧。瘧龜條陳藏器。引正字通康熙字典。俱引此說者。以暗醫事也。又婁英醫學綱目、徐春甫古今醫統、龔廷賢萬病回春輩皆云痎老也。亦皆非也。又張介賓曰。痎皆也。瘧證雖多。皆謂之瘧。故曰痎瘧。觀痎瘧之下。曰皆生於風。蓋總諸瘧為言。於此皆字義可知矣。類經註、此亦益鑿也。又張從政曰。又有瘖瘧連歲不已。此肝經肥氣之積也。多在左脇之下。狀如覆杯。是為瘖瘧。猶瘖也。久而不已。令人瘦也。儒門事親、此亦益僻說也。皆不可取也。又作痁。左傳云。疥遂痁。昭公二十年、又云。痁作而伏。哀公二年、杜預註云。痁瘧疾。玉篇。痁瘧疾也。字彙亦同。此痁。即瘧之異字耳。非有所別。而說文云。有熱瘧。及正字通。康熙字典。引方書。有單瘧。有一日二日至十日瘧。二日一發瘧曰痎。多日之瘧曰痁。三書俱非也。特正字通。引郝敬髦書。痎。瘧疾。痎亦名痁。合瘧痎痁為一。此說極是。而正字通。以此為非者。反非也。又顏氏家訓云。左傳。齊侯痎遂痁。說文。痎二日一發之瘧。痁有熱瘧。按齊侯之病。本是間日一發。漸加重。故為諸侯憂。今北方猶呼痎瘧。音皆。世間傳本。多以痎為疥。杜預無解釋。徐仙民音介俗儒通云病疥令人惡寒變成瘧此臆說也疥癬小疾宜有患疥轉作瘧乎此說不通何也痎痁素同一疾豈有痎遂痁之理乎說文有熱瘧之解本為無謂凡瘧雖有輕重決無無熱者以其有熱字為漸加重者尤不可通也況疥痒必惡寒又且自疥轉成瘧者此固多有之何可謂無乎顏氏疎於醫事故云爾正字通云顏說近理亦非也此事雖不關字辨而欲資廣見併書以示子弟○痎居諧切音皆瘖音全同痎痁詩廉切音苫

一本堂行餘醫言卷之二十二下

香川修德太冲父　著

痢 力至切 音利

痢疾者臍腹疞痛大便膿血裏急後重頻併窘迫日夜數十行是也其初水瀉一二行或十餘行續乃出腸垢白粘如鼻涕稀痰精汁或如雞子白如葛粉糊如新出桃膠脂而後出血或膿或膿血相雜或下純血或下瘀血成片如雞肝或腸垢中牽一條血絲或五色雜下或下黃糜汁或

如豆汁或腸垢色黃或赤黑褐色下物不一不歷水瀉直
下膿血諸色者亦間有之其痛多在臍以下旁及小腹若
中脘鳩尾痛必是痢證如有宿癥則多是癥痛須詳辨審
察痢痛與癥痛施用方法何謂裏急曰腸内之氣下迫奔
迸有屢屢欲後之意謂之裏急又曰内逼下迫努力努責
素問云少腹堅滿裏急暴痛（至眞要大論）又云兩脇裏急（同上）
又云裏急支滿（五常政大論又六元正紀大論）又見八十一難傷寒論
何謂後重曰内氣下走欲出而肛門括縮閉固不得泄出

謂之後重又曰下重重下
素問云濕下重六元正紀大論足痿下重至眞要大論按二書倶爲下體重之義非後重之意傷寒論云熱利下重又云下利脉沈弦者下重又云泄利下重又云清便下重又重下見外臺秘要所引肘後文中備急古今錄驗
大便度數少者自五六行及十二三行多者或至二百餘坐少者或可畏而多者不必憂何則輕重不在行坐之多少而在諸證之劇易故度數多而輕者以一二日間急速

瀉盡滯癖故也重者由頻併窘困愈下愈急元氣不能接續也又其度數少而重者以不能遠泄毒氣沈滯增鬱蒸熱故也輕者至淺不足言也大略輕者腹痛微裏急後重亦微能食無熱脉沈緩重者腹痛甚裏急後重亦甚不能食身熱脉大數煩躁乾嘔或發嗽或下如魚腦髓如塵腐色如屋漏水或下純血黑汁臭穢特甚此皆危證又有毒氣劇甚下迫重墜則虛坐努力不可忍耐終至于大孔痛及脫肛如小兒痢最善脫肛由形肉柔軟也凡[illegible]

重生死之極則無他依能食與不食可以決其吉凶耳故其不食者後世謂之禁口痢尤險證可畏也古云惡痢毒痢未有過于此者矣原夫痢疾在靈素謂之腸澼

靈樞云春傷於風夏生後泄腸澼（論疾診尺篇又見經脉篇）素問云下爲飱泄久爲腸澼（太陰陽明論）又云腸澼下白沫何如曰脉沈則生脉浮則死又云腸澼下膿血何如曰脉懸絶則死滑大則生又云腸澼便血何如曰身熱則死寒則生又云腸澼之屬身不熱脉不懸絶何如曰滑大者曰

生懸濇者曰死。已上通評虛實論 又云腎脉小搏沈爲腸澼下血血溫身熱者死心肝澼亦下血二藏同病者可治其脉小沈濇爲腸澼其身熱者死肝脉小緩爲腸澼易治脾脉外鼓沈爲腸澼久自已大奇論○又見陰陽別論氣厥論著至教論陽明脉解篇等○腸澼者以腸間澼積蒸鬱遂成此證故謂之腸澼耳痔亦腸間澼積而成者故又曰腸澼爲痔生氣通天論

其餘素靈諸篇與飧泄混言無別者亦多

八十一難謂之大瘕泄○

八十一難云大瘕泄者裏急後重屢至圊而不能便莖中痛（莖字可疑恐是腹字之誤）又云大腸泄者食已窘迫大便色白腸鳴切痛小腸泄者溲而便膿血少腹痛○此謂大腸泄小腸泄者竟亦即是痢也耳分三泄則岐矣非矣

魏晉南北隋唐謂之滯下

孫思邈千金方王燾外臺秘要所引范汪方深師方古今錄驗等俱稱滯下且多與腸澼連言又外臺秘要立重下門云病源此謂今赤白滯下也令人下部疼重故

今傳方論無少陰病字

曰重下去膿血如雞子白日夜數十行繞臍痛也出第十七

卷中今考病源論無此條

張仲景特謂之下利但痢與泄瀉混說其本出於素問

傷寒論云小陰病下利便膿血者桃花湯主之○少陰病二三日至四五日腹痛小便不利下利不止便膿血者桃花湯主之○少陰病下利便膿血者可刺○少陰病下利咽痛胸滿心煩者猪膚湯主之○少陰病下利脉微者與白通湯利不止厥逆無脉乾嘔煩者白通加

猪膽汁湯主之服湯脉暴出者死微續者生○少陰病
二三日不已至四五日腹痛小便不利四肢沈重疼痛
自下利者此爲有水氣其人或欬或小便利或下利或
嘔者眞武湯主之○少陰病下利清穀裏寒外熱手足
厥逆脉微欲絶身反不惡寒其人面赤色或腹痛或乾
嘔或咽痛或利止脉不出者通脉四逆湯主之○少陰
病四逆其人或欬或悸或小便不利或腹中痛或泄利
下重者四逆散主之○少陰病下利六七日欬而嘔渴

心煩不得眠者猪苓湯主之○少陰病下利脉微澁嘔而汗出必數更衣反少者當温其上灸之○傷寒先厥後發熱下利必自止而反汗出咽中痛者其喉爲痺發熱無汗而利必自止若不止必便膿血便膿血者其喉不痺○傷寒發熱下利厥逆躁不得臥者死○傷寒發熱下利至甚厥不止者死○發熱而厥七日下利者爲難治○大汗出熱不去内拘急四肢疼又下利厥逆而惡寒者四逆湯主之○傷寒本自寒下醫復吐下之寒

金匱方論 今作令下
同
復一作脉

格更逆吐下若食入口即吐乾薑黄連黄芩人參湯主之○下利有微熱而渇脉弱者令自愈○下利脉數有微熱汗出令自愈設復緊爲未解○下利手足厥冷無脉者灸之不温若脉不還反微喘者死○下利寸脉反浮數尺中自濇者必清膿血○下利清穀不可攻表汗出必脹滿○下利脉沈弦者下重也脉大者爲未止脉微弱數者爲欲自止雖發熱不死○下利脉沈而遲其人面少赤身有微熱下利清穀者必鬱冒汗出而解病

人必微厥所以然者其面戴湯下虛故也〇下利脉數而渴者令自愈設不差必清膿血以有熱故也〇下利後脉絶手足厥冷晬時脉還手足温者生脉不還者死〇傷寒下利日十餘行脉反實者死〇下利清穀裏寒外熱汗出而厥者通脉四逆湯主之〇熱利下重者白頭翁湯主之〇下利欲飲水者以有熱故也白頭翁湯主之〇下利腹脹滿身體疼痛者先温其裏乃攻其表温裏四逆湯攻表桂枝湯〇下利讝語者有燥屎也宜

小承氣湯○下利後更煩按之心下濡者為虛煩也宜梔子豉湯○傷寒脉浮而緩手足自温者繫在太陰太陰當發身黄若小便自利者不能發黄至七八日雖暴煩下利日十餘行必自止以脾家實腐穢當去故也○少陰病欬而下利譫語者被火氣劫故也小便必難以强責少陰汗也○少陰病脉緊至七八日自下利脉暴微手足反温脉緊反去者為欲解也雖煩下利必自愈○少陰病下利若利自止惡寒而踡臥手足温者可治

金匱方論日下有時字

○少陰病下利止而頭眩時時自冒者死○若脈數不解而下不止必協熱而便膿血也○陽明少陽合病必下利其脈不負者順也負者失也互相剋賊名爲負也○下利脈反滑當有所去下之乃愈宜大承氣湯○下利差後至其年月日復發者以病不盡故也當下之宜大承氣湯○下利不欲食者以有宿食故也當下之宜大承氣湯○下利脈遲而滑者內實也利未欲止當下之宜大承氣湯○下利三部脈皆平按之心下鞕者急

下之宜大承氣湯○下利脉大者虛也以其強下之故
也設脉浮革因爾腸鳴者屬當歸四逆湯主之○下利
後身疼痛清便自調者急當救表宜桂枝湯發汗○下
利後當便鞕鞕則能食者愈今反不能食到後經中頗
能食復過一經能食過之一日當愈○傷寒其脉微澁
者本是霍亂今是傷寒却四五日至陰經上轉入陰必
利本嘔下利者不可治也○太陽與少陽合病自下利
者與黃芩湯若嘔者黃芩加半夏生薑湯主之○傷寒

發熱汗出不解心中痞鞕嘔吐而下利者大柴胡湯主之○傷寒服湯藥下利不止心下痞鞕服瀉心湯已復以他藥下之利不止醫以理中與之利益甚理中者理中焦此利在下焦赤石脂禹餘糧湯主之復利不止者當利其小便○傷寒中風醫反下之其人下利日數十行穀不化腹中雷鳴心下痞鞕而滿乾嘔心煩不得安醫見心下痞謂病不盡復下之其痞益甚此非結熱但以胃中虛客氣上逆故使鞕也甘草瀉心湯主之○傷

寒汗出解之後胃中不和心下痞鞕乾噫食臭脇下有水氣腹中雷鳴下利者生薑瀉心湯主之○太陽中風下利嘔逆表解者乃可攻之○太陽與陽明合病者必自下利葛根湯主之○按素問云寒至則痛急下利之病生矣（六元正紀大論）○金匱方論云下利脉反弦發熱身汗者自愈○下利氣者當利其小便

後欲別字从疒曰痢又省疒字唯呼痢古今命名俱非極當故今姑從醫俗通稱直用痢字也盧和喻昌張介賓

俱失査考。

丹溪纂要云、仲景以瀉利滯下滚同論治、故歷代諸書、或言滯下、或言利、或言瀉利、命名定例、甚無歸一。○醫門法律云、痢疾在靈素、謂之腸澼、亦曰滯下。○類經註云、腸澼一證、卽今之所謂痢疾也、自仲景而後又謂之滯下。○素靈元不云滯下、仲景亦未嘗言之、謂滯下者、魏晉南北之間始言之耳、三氏誤矣。

而至其所以爲患。則古今無明說。矣推究其所。因皆由腸中之鬱滯也蓋腸中鬱滯則蒸而生熱蒸熱久則嬌府易糜爛而鬱熱爛腸中裏面外皮猶熱湯傷爛口裏軟皮也腸中既蒸熱則津液粘成腸垢腸中裏面外皮爛傷破裂血汁併出蒸甚則腐化成膿及變生諸色諸物譬如生瘡癤其初擦破外皮則唯出粘黃汁繼乃出膿血也究竟痢疾即是腸中之癰癤耳但腸中裏面外皮比之外面皮膚嬌軟易破故飲食生冷則胃化難行直乃瀉下而掠拂腸中裏面外皮隨觸輒破乃腸垢膿血續下此元乘于腸内

蒸鬱釀熱欲生事之時而然也若夏秋暑邪及風寒邪氣感傷亦同前例大概傷在腸之下際則輕臍下小腹及腰痛是也近于直腸則至輕是證雖痢下日數十行而飲食如常三四日後見塊糞如常也傷在腸之上際則重臍以上至鳩尾痛是也近于胃則至重即是禁口痢也蓋爛傷在腸之上際而近于胃則其毒穢氣上薰胃中而胃内清純中和之氣爲毒穢氣所侵犯清氣惡穢氣自不得不發嘔遂乃拒食禁口胃元日餒命將難全凡在上際之痢下

物多黄汁即見由胃化不行也下際之痢多常塊糞即知
胃中無妨故也又有鬱滯蒸熱之久釀毒至深則不拘傷
之上下多成劇證即痢下黒汁五色注雜惡臭至甚腹痛
嘔噦發熱煩躁者是也其裏急者以腸鬱已發急速下走
其下走之勢急疾故致内屢迫促直乃瀉下一行而反後
重者肛門元氣未罷驚覺括縮不使重來奔迫之氣輙下
出去故奔下之氣爲肛門元氣所攔住内外兩氣相爭是
以愈益裏急後重譬如有力壯夫疾走排闥而出守門監

者不能禦之雖然監者驚悟合門扇下門木堅守攔住後來者欲出不能出相爭喧闘一般其努責虛坐者止由腹中下走之氣已甚而非有物臨肛門其所薄於肛門者惟是下走之氣氣本無形故雖似欲出而實無所出無所出而又似欲出皆氣使之然耳以其止虛登廁實無所通故稱虛坐又以其用力勉强如責讓譴怒之意故稱努責努力卽裏急之異稱也若痢久努力不止則肛門氣憊力疲守隷備怠不能括束終至腸口自開遺失不知故痢久腸

滑瀉下不止者古喚爲腸滑

千金方及外臺秘要所引范汪方深師方集驗方等云此多由當初用澁藥之所致或以元氣疲弱痢久而腸力罷極而然也及此時也不得不行澁腸固脫之策也大凡視患痢疾者多在腸胃强厚元氣充實之人故病初首行踈滌之法則鮮不瘥者矣雖使形色瘦白之人亦患此疾則暗知其腸胃元氣尚有佳處故吾門斷以病此疾者爲元氣素厚之徵激稱嘉事此古今醫家未嘗經道之事自

非詳察審考。切實體認。安能識得斯眞乎。古人獨孫思邈能知是意。

千金方云。余立身以來。三遭熱痢。一經冷痢。皆日夜百餘行。乃至移床就廁。其困篤如此。但率意自治者。尋手皆愈。乃知此疾。天下易治。但中性之徒。率情驕倨。良藥苦口。不能克已。早餌朝過。暮過望其自瘥。疾勢日增。胃氣漸弱。心力俱微。食飲與藥。皆不能進。既不時愈。便稱痢病難治。斯皆自誤也。學者須深達斯旨。

每見此疾因誤治成重篤者過半不亦可歎惜乎已愆其時而不可下亦不可塊澁莫可奈之何終歸于命而止也可憫哉若夫調停兩可之手段即是鄕原之伎倆豈可救其危耶故此疾首先用承氣湯下之則無不瘥者若首失踈滌漸成重危及初用不寒不熱之慢藥毒氣逸盛自至劇證者皆難治曾聞窮鄕僻村無醫藥之所患此疾者唯喫熟煮爛粥節減將息自得全愈此當有疾不治常得中醫之言耳又此疾多在夏秋之間與瘧並行故有疑于外

邪間有造是言者雖使因外邪然而以其所受之地本自元氣鬱滯將欲生事故外邪感動之耳若非稟腸中鬱滯蒸熱造釀將欲生事之時則邪氣生冷何階能犯觸也雖使傷之亦不過爲一時熱瀉耳觀其被生冷邪氣傷瀉下直卽有膿血出者乃可以見其有蒸熱將發之基矣又有瘧痢兼患者是證二疾俱多輕證易治又有一方一家大小傳染痢下腹痛所患相似者此卽後世所稱疫痢也輕重無定古謂之天行痢

見病源候論及外臺秘要所引范汪方深師方甲乙方

又有休息痢。一名休息下。又曰休息氣痢。

病源候論云休息痢者胃脘有停飮因痢積久或冷氣或熱氣乘之氣動於飮則飮動而腸虛受之故爲痢也冷熱氣調其飮則靜而痢亦休也腸胃虛弱易爲冷熱其邪氣或動或靜故其痢乍發乍止謂之休息痢也○外臺秘要所引肘後方胡洽方同又有備急文仲同證今案肘後方無之又引文仲葛氏若久下經時不愈者此名爲休息下有肘

後備急同證○李時珍本草綱目縮沙仁主治引甄權云休息氣痢

此證始患輕痢多者十四五行少者三五行大便溏瀉或黃汁間有膿血無腹痛裏急後重有亦至微以腹痛毒氣不甚故不謹嚴加治養荏苒累日積月以至連年作發作止全愈甚難畢竟痢之壞證耳由其腸間滯垢隨生隨出習成熟路也又古人稱三十年久痢或云數十年久痢千金方云數十年痢下又云三十年注痢又云下赤連年外臺祕要所引崔氏方痢血數十年文仲方赤白痢五六年古今

較字下疑有脫字

錄驗三十年寒下廩丘公云吾患痢三十餘年胡洽方數十年休息痢下皆然雖未可盡信亦不可謂決無也此乃希有之事故舉舊說以備考徵凡久痢多行之人腸力已憊元氣亦疲困自無努責之勢便膿遺失則雖腹痛不可敢行疏滌之法須慎保治在小兒則疳痢即此類

此謂後世所謂疳痢也非古之疳痢也蓋古稱疳痢者謂下部竅生惡瘡口裏亦生瘡者也詳見外臺秘要所引廣濟方云積年疳痢羸瘦面色痿黃必効方云痢初較後膿血或變純白或成魚腦五

十日以上或一二年不瘥變成痢所下如泔淀又云久
痢變成痢下部竅生惡瘡惡寒壯熱羸瘦著牀欲死
古今録驗云五疳蒸下痢又云疳濕痢近効方等
又如婦人姙中痢疾輕者不足言也若腹痛裏急後重俱
甚則必多傷胎遂乃殞墮尤可畏也詳察證狀不可拘以
有身反逮害其母
本草綱目白楊條作孕痢
其他婦人小兒療無異方又此疾有傳染者蓋由同廁共
褥則其臭穢之氣外觸而襲之自鼻口入染于胃腸內外

感注遂同患耳不唯此疾如勞瘵痘瘡亦然皆其熱臭惡穢之氣內外侵染而感注爲何疑之有此亦以其人有釁隙故招受之耳苟能慎飲食起居節養保護無罅可乗則何染注之有凡痢脉宜緩或沈若大或細數者危又身清涼者輕熱煩者重已見上素靈説又要知此疾在夏日盛行之時先病者多輕證至末秋夜涼之候患之者呼爲晩發多有劇疾又此疾在冬春者間亦有之唯至少耳雖其時候寒熱大異而至于腸中之鬱滯則非有不同故治法

亦無別異凡久痢後體氣疲弱則善作腫脹微者易治甚
者難治宜早通滯水勿使泛濫
陳治證治大還云凡痢身腫者邪氣發於外也易治腹
中脹滿者邪氣攻裏也難治肚腹通身浮腫者脾憊也
此說大非也凡痢後腫者皆不易治慎勿信之所惑也
又痢後調攝不謹則漸變成勞瘵不可治也又痢後脚痛
而漸漸瘦細者後成鶴膝痺當其脚痛未瘦細之時急加
治以防之則可免矣若既成鶴膝痺不可治也後世謂之

痢風者濫也（證治要訣作風痢者蓋非也）

李梴曰愈後餘瘀却當防恐成腫痛鶴膝風（醫學入門）馮兆張曰痢後脚漸細而軟弱名為痢風不治而成鶴膝風（錦囊祕錄）張璐曰痢後風因痢後不善調攝或多行或房勞或感風寒或受濕氣致兩脚痿軟腫又曰痢後變成痛風皆調攝失宜所致（醫通）張說全剽竊證治要訣若夫白為冷赤為熱固配當之謬說也

病源候論云凡痢色青色白色黑並皆為冷痢色黃色

赤並是熱也故痢色白食不消謂之寒中也外臺秘要所引肘後方云水下痢色白食不消者爲寒下備急葛氏亦同又千金方云凡白痢屬冷赤痢屬熱

劉完素雖詳辯頗明亦一偏於熱也

原病式云或言下痢白爲寒誤也若果爲寒則不能消穀何由反化爲膿也如熱生瘡瘍而出白膿者豈可以白爲寒歟由其在皮膚之分屬肺金故色白也次在血脉之分屬心火故爲血癤也是謂標也本則一出於熱

但分淺深而已大法下迫窘痛後重裏急小便赤澁皆屬燥熱而下痢白者必多有之然則爲熱明矣假如下痢赤白俗言寒熱相兼其說猶誤豈知水火陰陽寒熱者猶權衡也一高則必一下一盛則必一衰豈能寒熱俱甚于腸胃而同爲痢乎○張介賓曰若以愚見言之則赤中豈必無白白中豈必無赤赤白相兼者眞寒熱同疾乎但其清濁微甚自有陰陽可辨耳雖赤痢亦有寒證然終是熱多白痢亦有熱證然終是寒多出類經註此

假粃劉說而未說反蓋含糊究竟由拘泥赤白也何足取乎○龔廷賢曰白痢爲寒中世之謬論也劉守眞氏出始以白痢責之熱傷氣可謂開發群矇萬病回春此言可謂愚中之一得矣○劉云白非寒之論則善矣猶且不能免肺金心火皮膚血脉配當之陋習劉之才而不知正學可惜哉而後世不惑白寒赤熱者劉之功爲多

又白屬氣赤屬血亦拘泥矣○

朱震亨曰痢赤屬血白屬氣赤痢乃自小腸來白痢乃

自大腸來皆濕熱爲本（丹溪心法附餘）李梴曰火傷氣分則下白火傷血分則爲赤氣血俱傷則赤白相兼（醫學入門）○此亦不免氣血赤白之配當況小腸大腸即心肺之變文終是拘泥之見耳

設謂腸垢爲白乎則猶可言矣然而古人所謂赤白謂膿與血則不可誤認腸垢爲膿漫言赤白也又謂膿爲白乎則猶可言矣然而血腐化成膿則氣分之傷反在血分傷之後耶俱不可曉通也蓋赤也白也赤白也始白後赤也

始赤後白也。總非有所異也。以此作種種之鑿說者皆不明之甚矣。如其紫黑豆汁腐臭穢物，即是惡候。直如赤白則此疾之常態耳。據此分寒熱屬氣血，心肺小腸大腸者皆空論也。何益於治事乎。及脾傳腎，腎傳脾。

朱震亨曰：先水瀉而後膿血者，此脾傳腎，賊邪難愈；先膿血而後水瀉者，此腎傳脾，微邪易愈。丹溪心法附餘

○凡始水瀉而後膿血者，諸痢皆然，豈爲皆賊邪難愈乎。此拘土剋水之妄說，漫作空論耳。自始直下膿血者，所甚少。

而先膿血而後水瀉者至稀矣妄混殊甚

痢屬腎。

虞摶曰古方以瀉痢滾同論治朱紫混淆殊不知瀉屬脾而痢屬腎。醫學正傳此又爲朱震亨前說所誤盖溌入無媒徑路者也

專屬暑。又暑濕爲因。

李梴醫學入門痢屬暑類而又云總因濕火氣血滯血因火動濕多成瀉有外感暑濕内傷酒麪炙煿消爍或

七情氣鬱而爲火之實者有外感寒濕內傷生冷硬物積滯或房慾損傷精血而爲火之虛者皆令腸胃粘溢久積成毒○普渡慈航云痢疾多因傷暑伏熱酒麪炙煿醞釀而成○錦囊祕錄云夏秋泄瀉瘧痢同乎一源多由暑濕傷脾所致飲食纔傷便作泄瀉爲輕停滯既久變成瘧痢爲重而瘧與痢又有分別飲食爲痰充乎胸膈則爲瘧飲食爲積膠乎腸胃則爲痢○後世醫說槩皆同此意不暇悉舉

又痢有四種。謂冷熱疳蠱。千金方云、冷則白、熱則赤、疳則赤白相雜、無復節度、多睡眼澁、蠱則純痢瘀血。此亦拘泥。

或云、痢與滯下別。孫一奎曰、或有問於余曰、劉河間云、仲景治痢多用承氣、但與滯下混同立論、而無分別攻之諸方、亦未見其有分治者。抑河間之説不足憑歟。余曰、前人畧之也。經雖無明文、然顧名思義、可知矣。書曰、夏傷於暑、秋多瘧痢痢者利也通利之義乃時症也或從泄瀉而得或徑大便膿血蓋秋令氣降腹中穢積因時下行而痢也彼滞下者滞是積滞之滞不因時令不由泄瀉而竟裏急後重垢膩之物頻併而下也豈可同日語哉故滞下之症始得之多用推陳致新迎而奪之之法至於治痢有用補法者有用澁法者有燥濕者有升提者有消之者有温之者有分利者有下之者然初時不敢遽以藥下之因時制宜必審其胃實積固乃敢推蕩耳余故云痢

者兼令氣而言也滯下者四時皆有之名既別則治法當有徑庭矣赤水玄珠此大謬中之尤妄者也吁醫人之黠智者敢鑿而遂至于盲聾矣孫一奎即其首也

又謂腸無血者甚非也人身何所無血腸胃固有血而以其活物故神去則隨散不知所之色亦倏爾而變如始無之者其謂無血者觀死腸故也

錦囊祕録痔條云腸胃本無血而有下血者大腸之病也大腸何以病下血邪以感之也○此說大非也如痢

疾血亦同夫大腸已非腸手何爲自相矛盾意彼所謂腸應是直腸而直腸亦是大腸之下頭則亦不可謂之非腸也其説竟不可通

以上醫書所論皆是懸空過鑿不足取信也恐爲之所眩惑故今一一舉載辨正妄誤大凡吾門就正之子弟宜拒之如楊墨而可也至其濫名如水穀痢。

出病源候論又云久水穀痢○外臺秘要所引必效方崔氏方文仲方同○又刪繁方集驗方古今錄驗作水穀下痢

赤白痢。

同上、[又云冬赤白痢]○千金方及外臺祕要所引救急刪繁必効近効崔氏文仲方等同○千金方及外臺祕要所引深師方小品方等作赤白下。

赤痢。

同上、[又云冬赤痢]○千金方及外臺祕要所引集驗方必効方崔氏方同○千金方又作赤滯下血。

血痢。

同上（又云久血痢）○千金方及外臺秘要所引廣濟方必効方古今錄驗同○千金方又稱純血痢（許仁則方亦稱血痢）

膿血痢○

同上（又云久膿血痢）○外臺秘要所引近効方同又許仁則方云膿血相和痢

冷痢○

同上（又云久冷痢）○千金方及外臺秘要所引廣濟方延年方近効方文仲方深師方同（又千金方近効方又稱久冷痢）

熱痢。

同上、又云熱痢久〇千金方及外臺秘要所引文仲方、廣濟方同、又千金方及外臺秘要所引肘後方搏毒熱下〇此元出傷寒論作熱朴

冷熱痢。

同上〇外臺秘要立冷熱痢門、引深師方刪繁方古今錄驗近効方崔氏方文仲方、其文不完唯延年方獨全、

白滯痢。

同上〇千金方同、外臺秘要所引古今錄驗作白滯下又外臺引千金方作赤帶下黃非也

外臺秘要入作人

又[illegible]

蠱注痢。

同上云、此由歲時寒暑不調、則有濕毒之氣傷入經脉、血氣漸至於藏府、大腸虛者、毒氣乘之、毒氣挾熱與血相搏、則成血痢也、毒氣侵食於藏府、如病蠱注之家痢血雜膿瘀黑、有片如雞肝、與血雜下是也。外臺秘要引肘後療

若時歲蠱注毒下者、古今錄驗療純痢血、如鵝鴨肝、並協蠱毒。

腸蠱痢。

同上云、腸蠱痢者、冷熱之氣入在腸間、先下赤、後下白、

連年不愈侵傷於藏府下血雜白如病蠱之狀名爲腸蠱也外臺秘要引肘後凡病下應先下白後下赤若先下赤後下白為腸蠱

魚腦痢。

同上云冷熱相交故赤白相雜重者狀如膿涕而血雜之輕者白膿上有赤脉薄血狀如魚脂腦世謂之魚腦痢也即赤白痢候條云○又見外臺秘要所引文仲方

冒風風下。

同上云又新食竟取風名爲冒風其狀惡風頭多汗膈

下塞不通食飲不下腹滿形瘦腹大失衣則䐜滿食則洞泄其洞泄者痢無度也（出水穀痢候條中此非痢疾蓋似而非者也風下亦同）

又云病寒之家其人常自患冷躡濕地若足踏凍地或衣被薄皆發風下最惡何謂風下當風吹腰腹冷氣徹裏而暴下者難治也（在久冷痢候條中）

不伏水土痢。

同上云夫四方之氣溫涼不同隨方嗜欲因以成性若移其舊土多不習伏必因飲食以入腸胃腸胃不習便

爲下痢，故名不伏水土痢也。即水穀痢是也。此非眞痢，後或成痢。

蠱毒痢。五痢。泄清痢。白赤痢。滯下。

見千金方。

泄痢

同上。又云久泄痢。○拔萃神農本草五色石脂、雲實、黃連等條云洩痢腸澼膿血。又黃芩、藜蘆等云腸澼洩痢。礬石條云洩痢白沃。

疳痢

同上。○外臺秘要所引近効方同。又必効方云冷疳痢。外臺秘要云久疳痢。

疳濕痢。

同上○外臺秘要所引古今錄驗同

渴痢。

同上○外臺秘要所引古今錄驗云熱渴痢（病源先有痢兼渴候）

赤白滯下。

同上○外臺秘要所引范汪方深師方同

洞痢。

同上○又出千金翼方

暴痢

同上○又云卒下痢外臺秘要所引古今錄驗云寒急下

疰痢

同上○外臺秘要所引深師方稟丘公方稱大疰痢

久痢○

同上又云久下○外臺秘要所引小品方云下血連歲崔氏方云痢血數十年文仲方云赤白痢五六年古今錄驗云三十年寒下稟丘公云下痢三十年○千金已云二三十年常下痢又云三十年久痢又云三十年疰痢又云數十年痢下

五色痢。

見外臺秘要所引張文仲方。○病源候論云亦有不及飢腫而五藏傷敗水血並下而五藏五色隨之而出謂之五液俱下也凡如此者多死

青下。白下

同上文仲方　按素問云下白即此也至眞要大論

白痢

同上引病源候論而病源有白滯痢無白痢條元出千金方○又見必效方

白膿痢

同上引廣濟方延年方又許仁則方云膿痢

水痢

同上所引廣濟方文仲方經心錄許仁則方同○又云

水下引肘後方備急方又云久水痢引文仲方○本草綱目引孟詵云暴水痢

穀痢

同上所引許仁則方云

腸澼痢

同上許仁則方又神農本草乾薑條云腸澼下痢

積痢。

同上所引文仲方

寒下。

同上所引范汪方古今錄驗肘後方備急葛氏同引肘後方云水下痢色白食不消者為寒下○按此元出素問六元正紀大論詳見泄瀉門中寒泄下

熱毒痢。

同上所引廣濟方文仲方○千金方古今錄驗

下。○千金方又有蠱毒痢。

注下赤白。

見素問六元正紀大論至眞要大論同○又按至眞要大論云注泄赤白又云少腹痛下沃赤白

洩澼。

出神農本草滑石條又羖羊角條云洩澼又見名醫別錄赤石脂黃連等條

卒澼。

出名醫別錄赤小豆條又綠豆條

久洩瀉。

見名醫別錄白鑞條。

赤下。白下。

同上鼠尾草條。

濕毒腸瀉。

見蘭室秘藏。

氣痢。

出仁齋直指○按金匱方論有氣利字此後人所添也

八種毒痢○

見和劑局方但無名目又云八痢又云五種下痢

勞痢○

出證治要訣云勞痢因痢久不愈耗損精血致腸胃虛空變生他證或五心發熱如勞之狀

酒痢○

見本草綱目絲瓜條引經驗良方酒痢便血腹痛或如魚腦五色者

瘀血痢○

出丹溪纂要

瘴痢。

見本草綱目。楮葉條。引楊炎南行方

蟯蟲痢。

出醫宗必讀。○赤水玄珠稱蟲痢。

疫毒痢。

出赤水玄珠。引大全良方○張璐醫通引周慎齋云有一方

長幼相染者謂之時疫痢。

紅痢。紅白痢。

見濟世全書、

刮腸。

戴思恭曰、諸病壞證、久下膿血、或如死猪肝色、或五色雜下、頻出無禁、有類於痢、俗名刮腸、此乃臟腑倶虚、脾氣欲絶、故腸胃下脫、若投痢藥則誤矣、證治要訣 又馮兆張曰、至有毒氣侵胃、是以飲食不飡、肛門寬大、深黒可畏、腹肚疼痛、裏急後重、頻滴鮮血者、名曰刮腸、錦囊秘錄

瀼痢。

馮兆張曰、瀼痢、肚大停積、而又下、飲食不爲肌膚、氣臭而大便閉澁、錦囊秘録、○此非痢疾、何得加痢名入此門乎、

虛痢○

出景岳全書、

風痢○

三因方云、病者因風停於膚腠、乘虛入腸胃、風動血、故便清血、或下瘀血、注下無度、名曰風利、古方以此爲蠱痢、非也、又云、夫便血有腸痔、蠱毒、熱痢、酒痢、血枯、肺痿、

等別有門類。其如風痢。亦當在痢門。以純下清血。故附于此。便血後。不可不知。

食積痢。見濟世全書。

遠年痢。出秘方集驗。

天行痢。疫痢。休息痢。休息下休息氣痢。孕痢。禁口痢。禁一作噤。

俱見上。○按禁口痢。出百一選方。

皆是支離紛擾無益于治事際不取用爲是

按外臺秘要所引許仁則云此病有數種有水痢有穀痢有血痢有濃痢有膿血相和痢者有腸澼痢者色數雖多其源則一皆緣飲食不節將息失宜也是言爲稍知要領

朱震亨曰仲景治痢可溫者溫可下者下（丹溪心法附餘作仲景治痢疾溫者五法可下者十法）或解表或利小便或待其自己區別（區別作還分）易治難治不治之證至爲詳密然猶與滯下衮同

立方命論（猶以下作但與篤同立論不分學者當辨之〇以下無）其後劉河間分別在表在裏挾風挾濕挾熱挾寒挾虛明著經絡隄防傳變大概發明滯下證治尤爲切要（局方發揮）

楊士瀛曰諸有積以肚熱纏痛推之諸有氣以狀如蟹渤驗之究其受病之源決之對病之劑大要以散風邪行滯氣開胃脘爲先不可遽用肉豆蔻訶子白朮輩以補住寒邪不可遽投罌粟殼龍骨牡蠣輩以閉澁腸胃邪氣得補而愈盛補之愈盛而愈作不爲纏擾撮痛則

爲裏急後重所以日夕淹延而未已也雖然風寒暑濕感之於外者也其有大嚼傷飽病酒漿醯醢以成積滯房闥縱情加奔走勞役以耗精血此非病生於內者乎必明別內外而權度之則受病淺深用藥輕重知有定嚮矣毋槩曰無積不成痢仁齋直指

陳言曰經中所載有血溢血泄血便注下古方則有清膿血及泄下近世並爲痢疾其實一也但以寒熱疳蠱分爲四門未爲至當且疳蝕瘡膿中蠱下血與利膿

證狀大別痢蝕雖下赤白當在痢濕瘡門蟲利清血當在中毒蟲門今之滯下赤白者至多皆是冷熱相搏非于痢濕蝕瘡類下利清血亦多與中蟲毒者大異臨牀須詳不可道听治法差互立見夭傷勉之勉之三因劉純曰按滯下之證古人多與泄瀉同論至三因方始能別立條目蓋實有不同諸方雖有寒熱虛實之論劉河間則以爲一出於熱然攷之內經似亦熱多而寒少也我丹溪先生則以爲亦有挾虛挾寒之證深戒學者

須宜識此世之局方不辨三因專用澀熱之藥其失甚矣至河間立說專用苦寒疎下之藥則亦未甚爲當何則蓋病有虛實治有先後若病氣暴至元氣壯實積滯膠固須宜下之病久氣脫腸胃虛滑不禁者亦宜溫之澀之大抵治痢當從仲景河間之法可溫則溫可下則下或解表或利小便或待其自已劉河間分別在表在裏挾風挾熱挾寒等證後之作者無越於斯玉機微義

徐春甫曰凡痢疾之證要審患人體氣厚薄曾無通瀉

寢恐浸字

及用攻積苦寒之藥多寡診其脉有力無力及正氣邪氣有餘不足對證施治未爲弗効也今醫治痢峻用下劑及苦寒破滯太過鮮不以爲後艱況年高與體弱者遂致元氣虛陷反不能支胃氣既虛其痢益甚有脉微陽氣下陷入陰中則脫血陣陣而下者醫尚謂爲血痢不已仍用苦寒寢致脉絶四肢厥冷而死者曷可勝紀且今世人之患痢疾者多有脾胃先虛而後積滯通滯下劑亦惟酌量斯可矣稍有過之遂至虛脫難收桑榆

之効蓋有由焉（古今醫統）

張介賓曰痢疾之病多病於夏秋之交古法相傳皆謂炎暑大行相火司令酷熱之毒蓄積爲痢今人所宗皆此一說夫痢因於暑而言其爲熱豈不宜然然炎熱者天之常令也當熱不熱必反爲災因熱貪涼者人之常事也過食生冷所以致痢多見人之慎疾者雖經盛暑不犯寒涼則終無瀉痢之患豈其獨不受熱乎此其病在寒邪不在暑熱病在人事不在天時從可知矣但胃

強氣實者雖日用水果之類而陽氣能勝故不致疾其次之者雖未即病而日用日積迨夫大火流西新涼得氣則伏陰內動乘機而起故寒濕得以犯脾者多在七八月之間此陽消陰長之徵最易見也再其次者多以脾腎本弱則隨犯隨病不必伏寒亦不必待時尤爲易見夫以生冷下咽瀉痢隨起豈即化而爲熱乎奈何近代醫流止見此時之天熱不見此人之臟寒但見痢證開口便言熱毒反以寒涼治生冷是何異雪上加霜乎

俗見相同死者不可勝言矣或曰然亦有用寒藥而愈者何也曰以胃強陽盛之人而得濕成熱者亦有之以元氣壯實而邪不勝正者亦有之此皆可以寒治而愈亦可以通利而愈而此輩極少以胃弱陽虛而因寒傷臓者此輩極多若再用寒涼或妄加蕩滌則無有不死觀丹溪曰瀉痢一證屬熱者多屬寒者少戴原禮曰以酷熱之毒至秋陽氣始收火氣下降因作滯下之證皆大謬之言也不可信之（景岳全書）

張璐曰及觀先輩論痢並以白沫隸之虛寒膿血隸之濕熱至守眞乃有赤白相兼者豈寒熱俱甚於腸胃而同爲痢之説丹溪從而和之遂有赤痢從小腸來白痢從大腸來皆濕熱爲患此論一出後世咸爲痢皆屬熱恣用苦寒攻之蒙害至今未已卽東垣之聖於脾胃者猶言濕熱之物傷於中而下膿血宜苦寒以疏利之膿血稠粘數至圊而不能便脉洪大有力者下之亦認定膿血爲熱曷知血色鮮紫濃厚者信乎屬熱若瘀晦稀

淡或如瑪瑙色者爲陽虛不能制陰而下非溫理其氣則血不清理氣如爐冶分金最爲捷法設不知此槩行疏利之法使五液盡隨寒降而下安望其有寧止之日哉張氏醫通

論曰痢之一證諸論紛紛蓋古醫之昏昏在以赤白分冷熱而至于施治則疏滌爲多矣劉完素醫中之傑一出發明呶呶乎白非冷之說而偏于爲熱朱震亨亦是劉之說差有解語李杲亦認定膿血爲熱此三氏於痢

痢爲善自昭昭也如楊士瀛曰不可遽用訶黎勒罌粟殼肉荳蔻白朮又毋槩曰無積不成痢陳言曰以寒熱疳蠱分四門未爲至當劉純曰治痢當從仲景河間之法倶爲一得有益于治事故擧示焉後醫之昏昏在強辨寒熱妄陷過鑿如徐春甫張介賓張璐是也其謂今醫治痢峻用下劑及苦寒破滯太過鮮不以爲後艱且今世人之患痢者多有脾胃先虚而後積滯或謂伏陰内動乘機而起故寒濕得以犯脾者多在七八月之間

以胃弱陽虛而因寒傷臟者此輩極多或謂後世咸爲痢皆屬熱恣用苦寒攻之蒙害至今未已陽虛不能制陰而下非温理其氣則血不清類緊皆畏惡疏滌好愛補住巧語甘言全是薄俗之媚説也其他強辨之黠徒如喻昌馮兆張亦皆無出此列況下之者乎何足以論哉

又有痢後肛門痛醫書多稱大孔痛

按本草綱目訶棃勒條引大明云患痛人肛門急痛和

蠟燒烟熏之及煎湯熏洗○又按朱震亨治一人年二十性好酒色奉養過厚適有事多憂恐患瘧發寒熱忽一日大發熱大便下皆是積滯極臭大孔極痛叫吟不絕其孔陷入囑付後事予曰此大虛也脉皆弦大而浮遂以瓦片令敲如銅錢員燒紅投入童便中急乘熱取起令乾以紙裹安痛處止時寒恐外寒乘虛而入也以人參當歸陳皮作濃湯飲之食淡味至半月而安○又孫一奎曰又有用瓦片燒紅投入槐花湯照上用者

又久下赤白大孔痛不可忍炒鹽熨之又灸枳實熨之

赤水玄珠○徐春甫曰仲景治肛痛一曰温之一曰清之古今醫統今按仲景元無此語徐失考究

又有脫肛者此由重下甚也如小兒痢更多有此證以其體軟而未固也須考脫肛門施治

附字辨

痢即利之疾也本是利字以混通利字加疒以別之也始稱下利後加疒作疒痢又省疒字單曰痢耳而正字通疒

爲俗字非也痢亦俗字故說文無之與疴何異故康熙字典引集韻音下痢疾也可以見也李梴曰痢者利也法當利下耳亦非也此雖滯下而就其登廁頻數與做下利但以非常快利故加疒頭善稱病狀之實又作⿰月帶㿃並非也按劉熙釋名云下重而赤白曰⿰月帶言厲⿰月帶而難也然考諸字書⿰月帶元同脪大腹也說文玉篇不載唯字彙云與㿃同久痢也康熙字典云廣韻同㿃又按㿃玉篇云竹世切牛頭病（康熙字典作牛頭瘡未知孰是）又赤白痢音帶㿃下病也洪武正韻

字彙正字通俱云久痢也又字彙正字通並云下重而赤白曰⿸疒帶又音帶赤⿸疒帶白⿸疒帶婦人下部病亦單作帶蓋諸書由滯下與帶下至相近故誤矣究竟⿰月帶⿸疒帶二字非痢事決不可用也夫滯下者元由雖利下數行而停滯不暢下故謂滯下耳非由帶字明矣若从月从疒以爲滯義不通殊甚。

行餘醫言卷之二十二下畢

三都書肆

江戶日本橋通一町目 須原屋茂兵衛

同淺草茅町中町 須原屋伊八

大坂心齋橋安堂寺町西ヘ入 秋田屋太右衛門

同 博勞町角 河內屋茂兵衛

同北久太郎町北ヘ入 河內屋喜兵衛

同五條橋通堺町西ヘ入 丁子屋定七

臨證綜合類（婦科、兒科）

醫家千字文註

〔日〕惟宗時俊 撰　本町（名古屋）東壁堂　永仁四年刻本

醫家千字文 并序

蓋聞醫道如林學者未得其萠芽如海學者未得其涓滴世有愚者曰讀方三年便謂天下無病可治治病三年乃知天下無方可用誠是遠而難望深而難測之故也爰有草澤之孤陋嗜藥石於獨學猶暗精微之道徒馳麤賤之思唯對疾不曉了譬無目如夜遊然而鑽仰送春有欣永

日涉獵瞭雪未倦稽古肆勤一卷書名曰千字文凡分乾象坤儀之部次二十一韻任淺見寡聞之智談二百餘言普周興之集千字也蓄儒村兮終一日之功令魯愚之集千字也披醫書兮擴十全之要乃以立意爲宗不以餙文爲本

于時永仁元年大呂中旬惟宗時俊撰

醫家千字文註

散位正五位下惟宗時俊撰

清濁剖判。形質沖融。千金方曰、清濁剖判、上下攸分、大素經曰、清陽為天、濁陰為地、揚上善曰、清氣是陽在上、濁氣為陰在下、魏氏方曰、人受天地沖融之氣以生、素問新挍正曰、夫有形者生於無形、故有大易、有大初、有大始、有大素、大易者未見氣也、大初者氣之始也、大始者形之始也、大素者質之始也、

陽營陰衛。右強左聰。八十一難經曰、其清者為榮、濁者為衛、榮

行脉中、衛行脉外、丁德用曰夫人之生、禀天真之氣後飲穀食入胃傳於五藏六府、化為精血、其精血各有清濁、其精中清者歸肺、以助天眞、其濁者堅強骨髓、故血中之清者歸心、榮養於神、血中之濁者、外華於肌肉、而清者行於脉內、濁者行脉外、而衛者衛護之義也、楊玄操曰、營亦作榮、榮者榮華之義也、言人百骸九竅、所以得榮華者、由此血氣也、營者經營也、言十二經脉常行不已、經紀人身、所以得長生也、二義皆通焉、太素經曰天不足西北、故西方陰也、而人右耳目、不如左明也、地不滿東南、故東方陽也、人左手足、不如右強也、又云、東方陽也、其精并上、故上明而下虛、故使耳目聰明、而手足不便也、

焦原溉霧、病源本風

存眞圖曰、扁鵲云、焦原也、為水穀之道路、氣之所終始也、上焦主出陽氣、溫於皮膚分肉之間、若霧露之溉焉、太素經曰、三焦行原氣、經營五藏六府、故三焦者、原氣之別使也、又云、原氣者三膲之尊號、外臺祕要云、風為百病之長、邪賊之根、一切衆病、悉因風而起也

日月既短、古今不同

千金方曰、或曰、古人用藥至少、分兩亦輕、差病極多、觀君處方、非不煩重、分兩亦多、而差病不及古人者、何也、答曰、古者日月長遠、藥在土中、自養經久、氣味真實、百姓少欲、稟氣中和、感病輕微、易為醫、今時日月短促、藥力輕虛、人多巧詐、感病厚重、難以為醫、故病輕藥味須少、

病重用藥即多此則醫之一隅、何足恠也、

動象六府迴會九宮

天動地靜也、六府者胃大腸小腸膽膀胱三焦也、運動出入、太素經曰、藏者為陰、府為陽、肝心脾肺腎五藏皆為陰、府為陽、膽胃大腸小腸三焦膀胱六府皆為陽、又云、六府者、天氣之所生也、其氣象天、氣故寫而不藏、又云、人亦以九九制會、楊上善曰、九謂九宮也、九九者一宮之中、復有九宮、今按九宮者、叶蟄宮冬至大剛風、天留宮立春凶風、倉門宮春分嬰兒風、陰洛宮立夏弱風、上天宮夏至大弱風、玄委宮立秋謀風、倉果宮秋分剛風、新洛宮立冬折風、招搖宮中州是也、每一宮五日、五九四十五日、太一遊行之宮也、見太素經、并針灸經等、

下牀星步制禄歳終。孫眞人養生銘曰、平明欲起時、下床先左脚、一日無災殃、去邪兼避悪、如能七星歩、令人長壽樂、周禮醫師掌醫之政令、凡有疾病者、分而治之、歳終則稽其醫事、以制其食、注云、食禄也、

春令涼飡夏教寒膚、活人書曰、陽根於陰、陰本於陽、無陰則陽无以生、无陽則陰无以化、是故春時氣温、當將理以涼、夏月盛熱、當食以寒、君子扶陰氣以養陽之時也、世人以為陰氣在内、乃抑以熱藥、而成瘧利膿血者多矣、素問云、春夏養陽、注云、春食涼、夏食寒、以養陽、

温乃叶秋熱迺扶冬。活人書曰、秋時氣涼、當消息以温、冬時嚴

寒、當食以熱、君子扶陽氣以養陰之時也、世人以為陽氣在內、乃抑以涼藥而成吐利腹痛者多矣、素問云、秋冬養陽、注云、秋食溫、冬食熱、以養於陰、八十一難經曰、損其脾者、調其飲食適其寒溫、注云、適其寒溫者、啟玄子謂春涼食、夏冷食、秋溫食、冬熱食也、

隨時慧甚。追季宣壅。太素經曰、病在肝者平旦慧、下晡甚、夜半靜、病在心、日中慧、夜半甚、平旦靜、病在脾、日昳慧、平旦甚、下晡靜、病在肺、下晡慧、夜半靜、日中甚、病在腎、夜半慧、日乗四季甚、（日乗四季土時也）下晡靜、注云、慧醒了也、平旦肝王、晡時金剋、夜半受生、故為靜、（自餘藏倣之）本事方曰、壅疾脚氣也、發二三月、

盛五六月、衰七八月、春夏陽氣上、故壅疾發、宣疾愈、宣疾消渴也、發七八月、盛十一月十二月、衰二三月、秋冬陽氣下、故宣疾發則壅疾愈

臨於雲遠禀因天共太素經曰、黃帝曰、嗚乎遠哉閔〻乎、若視深淵、若迎浮雲、視深淵尚可測、迎浮雲莫知其際、注曰、術意妙、望之無終始、譬之浮雲、莫知其際也、又曰、自古通天者、生之本也、又云、善言天者、必質於人、善言人者、必本於天、

張虹蜺現凝霜雪封。孫思邈曰、天有四時五行、日月相推、寒暑迭代、其轉運也、和而為雨、怒而為風、散而為露、乱而為霧、凝為霜雪、張而為虹

魄、此天之常數也、

菱背影泠芡向光逢。醫說曰、舒州醫人李惟熙、善論物理、云菱芡皆水物、菱寒而芡暖者、菱花開背日、芡花開向日故也、

倉廩充盈閭里弘罙。太素經曰、脾胃者、倉廩之官也、藏五味出矣、注曰、脾為藏、胃為府、府貯五穀、脾藏五味、即為一官、陰陽共成五味、資彼五藏、以奉生身也、又曰、胃者大倉也、胃之五竅者、閭里門戶也、

四瀆轉導五竅決披。太素經曰、小腸大腸廣腸膀胱、以此四府為四瀆、四瀆者、江河淮濟也、此四瀆流入海、太素經曰、胃之五竅者、閭里門

戶也、咽胃大腸小腸膀胱為五竅

脉谷流注。胳溪溢麗。太素經楊上善注曰、小曰溪、大曰谷、溪谷皆流水處也、故十二經脉名為大谷三百六十五胳名曰小谿、太平御覽曰、無水曰谷、有水曰谿

足則地方。脚履濕痺。太素經曰天圓地方、故人頭圓足方以應之、千金方曰、心肺二藏、經絡所起在手十指、肝腎脾三藏、經絡所起、在足十指、夫風毒之氣、皆起於地、地之寒暑風濕、皆作蒸氣、足常履之、所以風毒之中人也、必先中脚、久而不差、病源論曰、風寒濕氣雜至、合而成痺、病在陽曰風、

在陰曰痺

溝渠圖說。洫泝冐隧。明堂經曰、聖人圖寫人之血氣行處、說十二經脉溝渠、以備血流行、太素經揚上善注曰、洫謂毛孔也、水逆流曰泝謂邪氣也、邪氣入於腠理時如水逆流於洫也、

經隧急塞。機關僅支。太素經曰、經隧者五藏六府之大路也、迎而奪之矣、注曰大路謂是五藏六府十五別走大路、是十二經陰陽相通大道者也、隧道也、太素經揚上善注曰、八虛者兩肘兩腋兩髀兩膕、此之處虛、故曰八虛、以其虛故真邪二氣留過、故為機關之室也、眞過則機關動利、邪留則

不得屈伸、

入國問俗。拜廟貴師。太素經曰、黃帝曰、順之奈何、岐伯曰、入國問俗、入家問諱、上堂問禮、臨病人問所便、醫說曰、天聖中仁宗不豫、國醫進藥久未効、或薦許希、善用鍼者、名使治之、三針而疾愈、所謂興龍穴是也、仁宗大喜、遽命官之、賜予甚厚、希既謝上、復西北再拜、仁宗怪問之、希曰、臣師扁鵲廟所在也、仁宗嘉之、是時孔子之後久失封爵、故顏太初作許希詩以諷之、於是詔訪孔子四十七代孫、襲封文宣王

遊壽域。遐覩明堂基。太素經曰、黃帝曰、人之壽百歲而死者、何

以致之、岐伯曰、使道隧以長、基墻高以
方、注曰、鼻之明堂墻基、高大方正爲壽
黃帝曰、其不能終壽而死者何如、岐伯
曰、使道不長、空外以張、喘息暴疾、又卑
基墻、注曰、鼻之明
堂基墻、卑下爲夭

覓道崆峒。受術峨嵋。醫說曰、黃帝有熊氏、
少典之子、姬姓也、役
使百靈、可謂天授自然之體也、猶不能
坐而得道、故以地黃元年正月甲子、將
遊名山、以求神僊、時方明力牧從焉、適
崆峒而問廣成子、受以自然經、造峨嵋
山、並會地黃君、
受以真一經、

隔垣徹視。立壇祝毘。史記扁鵲傳曰、扁鵲
姓秦氏、名越人、少時

為人舍長舍客長桑君過、扁鵲獨奇之、常謹遇之、長桑君亦知扁鵲非常人也、出入十餘年、乃呼扁鵲私坐、間與語曰、我有禁方、年老、欲傳與公、公毋泄、扁鵲曰、敬諾、乃出其懷中藥予扁鵲、飲是以上池之水、卅日當知物矣、乃悉取其禁方書、盡與扁鵲、忽然不見、殆非人也、扁鵲以其言飲藥、卅日視見垣一方人、以此視病、盡見五藏癥結、太平廣記曰、陳寨者泉州晋江巫也、善禁祝之術、為人治疾多愈者、有漳州逆旅蘇猛、其子病狂、人莫能療、乃往請陳、陳至、蘇氏子見之、戟手大罵、寨曰、此疾入心矣、乃立壇於堂中、誡曰、無得竊視、至夜、乃取蘇氏子、劈為兩片、懸堂之東壁、其心懸北簷下、寨方在堂中作法、所懸之心、遂為犬食、寨求之不得、驚懼、乃持刀宛轉於地、出門而去、主人弗知、謂其作法耳、食頃乃持心而入、內於病者之腹、被髮連吐、其腹遂合、蘊氏子既寤

獵絡野踈。渴穿井遲。太平廣記云、許裔宗名醫若神、人謂之曰、何不著書以貽將來、裔宗曰、醫乃意也、在人思慮、又脉候幽玄甚難別、意之所解、口莫能宣、古之名手、唯是別脉、脉既精別、然後識病、病之於藥、有正相當者、唯須用一味、直攻彼病、即立可愈、今不能別脉、莫識病源、以情億度、多安藥味、譬獵不知兎、廣絡原野、冀一人獲之、術亦踈矣、脉之深趣、既不可言、故不能著述、太素經曰、聖人不治已病、治未病、不治已亂、治未亂、夫病已成形、而後藥

之、亂成而後治之、譬猶渴而穿井、鬪而鑄兵、亦不晚乎、

惑近女室。禱謁靈祠。醫說曰、醫和者春秋時秦國人、晋侯有病、求醫於秦伯、伯使醫和視之、曰、疾不可為也、是謂近女室、疾蠱非鬼非食、惑以喪志、良臣將死、天命不祐、趙孟曰、良醫也、厚其禮而歸之、選奇方曰、昔文正公嘗謁靈祠、祝之曰、達則願為賢相、窮則願為良醫、公之濟世利物、蓋不以窮達異其心也、

以草為衆。聚藥有諸。本草釋曰、藥之衆者、莫過於草、故舉衆者而言之本草

炎皇先嘗。雷公后書。炎皇神農氏也、淮南子曰、神農始嘗百草之滋味、當此之時、一日而七十毒、世本曰、神農和藥濟人、則百藥自神農始也、醫説曰、雷公者黃帝時臣也、陶景本草序曰、軒轅以前、文字未傳、至如六爻指垂畫像、稼穡即事成迹、至於藥性所主、當以識識相因、不爾者、何由得聞至桐雷、廼著在於篇簡、

君臣配隸。佐使備儲。新修本草曰、上藥一百廿種為君、主養命、以應天无毒、久服不傷人、中藥一百廿種為臣、主養性以應人、无毒有毒、下藥一百廿五種為佐使、主療病、以應地、多毒、

根莖咸萃花實豈除。新修本草曰、上稟神規、下詢衆議、普須天下營求藥物、羽毛鱗介、無遠不臻、根莖花實、有名咸萃、

喚名各荅勢力悉攄。桐君録曰、神農氏乃作赭鞭鉤鞴、從六陰陽與太一昇五岳四瀆土地所生草木石骨肉虫皮毛万種千類皆鞭問之、則撿其能主治當其五温冷故甘草先被呼問附子後見將嶽衆藥皆詣、各記所能、本草抄義曰、桐君乗絳雲之車、喚諸藥精、悉遣述其功能、因則附口録之、呼為桐君藥録、

楸葉混梓。椿木紛檽。證類本草曰、梓似桐而葉小花紫、陸機

曰、梓者楸之疏理白色、而生子者為梓、梓實桐皮曰椅、大同而小別也、椿和名津波幾、今案波之是也、證類本草曰、椿樗二木、形榦大抵桐類、但椿木實而葉香可噉、樗木疎而氣臭、北人呼樗為山椿、江東人呼為鬼目、葉脫處有痕如眼目、最為無用、莊子所謂吾有大木、人謂之樗、其大本擁腫、不中繩墨、小枝曲拳、不中規矩、立於途、匠者不顧、是也、亦類漆、

茵芋華細躑躅茵殊。○茵芋和名於加津々之、私案阿勢保是也、

證類本草曰、茵芋莖葉形如莽草而細軟、苗高三四尺、四月開細白花、五月結實、躑躅和名伊波津々之、證類本草曰、三月採花、其苗樹生、高三四尺、葉似

桃葉、花黃似瓜花、夏開花、似陵霄山石榴而正黃、今嶺南蜀道山谷徧生、皆深紅色如錦繡、或云、此種不入藥用也、

庭槐宵炕。籬槿夕枯。證類本草曰、槐葉晝聶宵炕、又云、槐葉晝合夜開者、別名守宮槐、聶合也、炕張也、槿和名阿佐加保、私案牟久毛是也、

禁癰移柳。聽音縛蒭。醫說曰、南史曰、薛伯宗善徙癰公孫泰患發背、伯宗為氣封之、徙置齋前柳樹上、明日而癰消、樹邊便起一瘤、如拳大、稍稍長二十餘日瘤大膿爛、出黃赤汁升餘、樹為之痿損、又曰、徐熙字秋夫、為射陽令、嘗有鬼呻吟、聲甚淒苦、秋夫問曰、汝是鬼也、何所須、鬼曰、我姓斛斯、家

在東陽、患腰痛而死、雖為鬼、疼痛猶不可忍、聞君術、願見救濟、秋夫曰、汝是鬼無形、云何措治、鬼曰、君但縛芻作人、按孔穴針之、秋夫如其言、為針四處、又針肩井三處、設祭而埋之、明日見一人来謝曰、蒙君療疾、復為設祭、除飢解疾、感惠實多、忽然不見、

當代伏其通靈、

走獻荔枝。攀挿茱萸。本草曰、荔枝味甘、益人顏色、生嶺南及巴中、樹高一二丈、葉青陰、凌冬不凋、形如松子大、殼朱若紅羅紋、肉青白、若水精、甘美如蜜、四五月熟、又曰、一日色變、二日味變、三日色味俱變、唐書楊貴妃傳曰、妃嗜荔枝、必欲生致之、乃置騎傳送、走數千里、味未變、已至京師、本草曰、

吴茱萸味辛、葉似椿而濶厚紫色、九月九日採實、風土記曰、俗尚九月九日謂為上九、茱萸到此日氣烈熟色赤、可折其房以插頭、云辟惡氣禦冬、

桂貢湘州。蒟輸番禺。本草曰、齊武帝時湘州得桂樹、以植芳林苑中、陶隱居雖是梁武帝時人、實生自宋孝武建元三年、歷齊為諸王侍讀、故得見此樹、又曰、蒟醬味辛、蜀都賦所謂流味於番禺者、蔓生、葉似王瓜、而厚大、昔漢武使唐蒙曉諭南越、南越食蒙以蒟醬、蒙問所從來、答曰、西北牂牁江廣數里出番禺城下、武帝感之、於是開牂牁越嶲也、

菊灰洒蛙。藍汁煞蛛。本草曰、周禮掌蟈氏云、鼃黽焚牡菊灰、洒

之則死、牡菊無花菊也、又曰昔張薦員外在劔南、爲張延賞判官忽被斑蜘蛛咬項上、一宿咬處有二道赤色、細如箸、繞項上、從胷下至心、經兩宿、頭面腫疼、如數升盤大、肚漸腫、幾至不救、張相素重薦、因出家財五百千、并薦家財又數百千、募能療者、忽一人應名云可治、張相初甚不信、欲驗其方、遂令目前合藥、其人云、不惜方、當療人性命耳、遂取大藍汁一甆盤、取蜘蛛投之藍汁、良久方出得汁中、甚困不能動、又別擣藍汁、加麝香末、更取蜘蛛投之、至汁而死、又更取藍汁麝香、復加雄黄和之、更取一蜘蛛投汁中、隨化爲水、張相及諸人甚異之、遂令點於咬處、兩日內悉平愈、鉤鵒攘城。車螯歕臺。本草曰、鉤鵒入城城空、入宅宅空、怪鳥也、常在一處則無、若聞其聲如篗者、宜速去之、鳥似鴟有角、夜飛晝伏、又曰、車螯是大蛤也、一名蜄、能吐氣為樓臺、海中春夏間、依約島漵、常有此氣、

遺驅獺譽。遭噉鬖灾。醫說曰、宋人王纂、海陵人也、少習經方、尤精鍼石、遠近知其盛名、宋元嘉中、縣人張方女、日暮宿廣陵廟門下、夜有物、假作其壻來、女因被魅惑而病、纂為治之、始下一鍼有獺從女被內走出、病因而愈、又曰、蔡謨字道明、素以儒道自達、治莅知名、性有道風、耽尚醫術、常覽本草經方、手不釋卷、及授楊州刺史、將之任、渡江食蟹、誤中彭蜞毒、殆死、嘆曰、讀

爾雅不熟、為勸學所誤焉、

髮瘕化蠱腹脹降虻。本草衍義曰、唐甄立言、仕為太常丞、善醫術、有道人、心腹懣煩彌二歲、診曰、腹有蠱誤食髮而然、令餌雄黄一劑、少選吐一蛇、如拇無目、燒之有髮氣、乃愈、太平廣記曰、徐嗣伯字德紹、精醫術、秣陵人張景年十五、腹脹面黄、衆醫不療、以問嗣伯、嗣伯曰、此石蚘耳、當以死人枕煮服之、依語煮枕以服之、得大利、蚘虫頭堅如石者、五六升許、病即差、

鵜鶘裹袋鸊鷉酌盃。本草曰、鵜鶘大如蒼鵞、頤下有皮袋、容二升物、展縮由袋中盛水以養魚、一名逃河、身是水沫、惟胷前有兩塊肉、如拳、云

昔為人、竊肉入河、化為此鳥、今猶有肉、又曰、甲香出南海、海蠡之掩也、凡蠡之類、亦多、鸚鵡蠡、形似鸚鵡頭並堪酒盃者、

奇雀出臉。忌魚無鰓。

醫說曰、金州防禦使崔堯封、有親外甥李言吉者、左目上臉忽痒、而生一小瘡、漸大長如鴨卵、其根如弦、恒壓其目不能開、堯封每患之、他日飲之酒令大醉、遂剖去之、言吉不知覺也、贅既破、中有黃雀鳴噪而去、 太平廣記曰、荊人道士王彥伯、天性善醫、尤別脉、斷人生死壽夭、百不差一、裴胄尚書有子、忽暴中病衆醫拱手、或說彥伯、遽迎使視之、候脉良久曰、都無疾、乃煮散數味、入口而愈、裴問其狀、彥伯曰、中無鰓魚毒也、其子

實因鮯得病、裴初不信、乃鱠鯉魚無鰓者、令左右食之、其志同、始大驚異焉、

生香刳麝姑獲取孩。新修本草序例云、刳麝剸犀、驅洩邪惡、本草麝香條云、有生香、夏麝食蛇虫多、至寒則香滿入春急痛、自以爪剔出之落處遠近草木皆焦黄、此極難得、又云、姑獲能收人魂魄、今人一云乳母鳥、言産婦死變化作之、能取人之子、以為己子、胸前有兩乳、衣毛為鳥、脫衣為女、明堂經楊上善註曰、小兒知咲曰孩、未咲之前曰孾、故以小兒為孩、

按龜訓業放鹿感仁。太素經曰、手毒者可使試按龜、置龜於器之下、而按其上、五十日而死矣、甘手者復生如故、注云、毒手按器而龜可死、甘

手按之而龜可生、但可適能而用之、不可知其所以然也、醫說曰玄俗者莫知其姓字也、自言河間人、恒食巴豆雲母、賣藥於都市、爲人治病、河間王買藥服之、下蛇十餘頭、王問其病源、俗云、王病乃六世餘殃、非王所知也、緣王常放乳鹿、仁感天心、故遺俗爾、王欲以女妻之、俗夜去、不知所之、

乘駁延齡○鞭羊養身○病源論曰、封君達乘青牛、魯女生乘駁牛、孟子綽乘駁馬、尹公度乘青騾、駁牛馬上、青牛次之、駁馬又次也、三色者順生之氣也、故云、青牛者乃柏木之精、駁牛者古之神宗之先、駁馬者乃神龍之祖也、道士乘此、以行于路、萬物之惡精、疫氣之厲鬼、長揖之、莊子曰、善養生者、

若牧羊者然、視其後者而鞭之、魯有單豹者、巖居而水飲、不與民共利、行年七十、而猶有嬰兒之色、不幸遇餓虎、餓虎煞而食之、有張毅者、高門懸薄、無不趍也、行年卌而有內熱之病、以死、豹養其內、而虎食其外、毅養其外、而病攻其內此二子者、皆不鞭其後者也、鞭其後者、去其不及也、

遇犀濯角。活鴆戮鱗。太平廣記曰、鴆鳥食之處、即有犀牛、犀牛不濯角其水、物食之必死、

蛇毒累年。狐疝待晨。太平廣記曰、郎中顏燧者、家有一女、常覺心肝有物唼食、痛苦不可忍、累年後瘦瘁、皮骨相連、脛如枯木、偶聞有善醫者、

於市中聚衆甚多、着療此病、頗試名之、醫生見曰、此是蛇蠱也、立可出之、於是先令熾炭一二十斤、然後以藥餌之、良久醫工秉小鈴子於傍、于時覺咽喉間有物動者、死而復蘓、少頃令開口、鈴出一蛇子、長五七寸、急投於熾炭中燔之、蟠蜿屈曲、移時而成燼、其臭氣徹於親鄰、自是疾平、永無齧心之苦耳、太素經楊上善注曰、小腹痛大小便難曰疝、疝有多種、此為狐疝、謂狐夜時不得小便、少腹處痛、日出方得、人亦如此、因名狐疝、

鰻黎絶瘦、鰗鮧成嗔。太平廣記曰、瓜村有漁人妻、得勞瘦疾、轉相染著、死者數人、或云、取病者生釘棺中棄之、其病可絶、頃已其女病、卽生釘

棺中、流之於江、至金山、有漁人、見而異之、引之至岸、開視之、見子猶活、因取置漁舍、多得鰻黎魚以食之、久之病愈、遂為漁人之妻、今尚無恙、證類本草同之本草曰、鶘夷魚以物觸之即嗔、腹如氣毬、腹白、背有赤道如印、

鮎口小青狸氣馨匀。鮎奴兼反、和名阿由今案奈摩津是也、郭知玄云、青黃色無鱗、大口尾薄、孫愐云、無鱗而滑、本草曰、鮧魚即鯷也、又曰、鮧魚、一名鮎魚、一名鯷魚、有三種、口腹俱大者名鱯、背青而口小者名鮎、口小背黃腹白者名鮠、一名河狏、又云、大首方口、背青黑、多涎也、狸和名多多毛、今按祢古是也、帝範曰、捕鼠之狸、不可令之搏獸、本草曰、狸一名猫也、南

方有一種香狸、人以作鱠、甚香、微有麝氣、

學醫謂孝。療父報恩。外臺祕要方曰、齊梁之間、不明醫術者、不得為孝子、產育保慶方曰、古人謂為人子而不學醫者、為不孝、則有方論而不傳於世者、其可謂之仁哉、晉書曰、殷仲堪陳郡人、父病積年、衣不解帶、躬學醫方、究其精妙、

求仙服朮。宜男佩萱。本草曰、朮草者山之精也、結陰陽之精氣、服之令人長生絕穀致神仙、抱朴子內篇曰、南陽文氏值亂、逃壺山中、飢欲死、有一人教之食朮、遂不飢、數十年乃還鄉里、顏色更少、氣力轉勝、又曰、萱

草一名廉葱、花名宜男、風土記曰、懷妊婦人佩其花生男也、

恨忘却老。諫打曾孫。大清經曰、昔有一人、因使向西道行、會一小婦打一老公、年八九十歲許、使者恠而問之、婦人對曰、此是我兒之曾孫、而家有良藥、吾勅遣服之、而不肯服、老病年至、不能行來、故打令服藥耳、使者下車長跪而問云、婦人年幾何、婦人對曰、吾年三百七十三歲、使者可得知不、婦人曰、此藥一種有四名、像於四時、春名天精、夏名枸杞、秋名却老、冬名地骨、

難治羣僚。況亦至尊。醫說曰、黄帝燕坐、名雷公而問曰、子知醫之道乎、雷公曰、誦而頗能解、解而未能別、別而未能明、明而未能彰、足以治羣

僚、不足以
治侯王、

罔訊他咎莫信巫言

千金方曰、夫為醫之法、不得多語調笑、談謔諠譁、道說是非、議論人物、衒燿聲名、訾毀諸醫、自矜己德、偶然治差一病、卽昂頭戴面、而有自許之貌、謂天下無雙、此醫人之膏肓也、新修本草曰、倉公有言曰、病不肯服藥、一死也、信巫不信醫、二死也、

佛來腫瘳巧解意存

太平廣記曰、有范光祿者得病、腹脚並腫、不能飮食、忽有一人、不自通名、徑入齋中、坐於光祿之側、光祿謂曰、先不識君、那得見詰、答云、佛使我來理君病也、光祿遂發衣示之、因以刀針腫上、倏忽之

間、頓針兩脚及膀胱百餘下、出膿水三升許而去、至明並無針傷、而患漸愈、

後漢書郭玉傳云、玉云、醫之為言意也、湊理至微、隨氣用巧、針石之間、毫芒即乖、神存於心手之際、可得解而不可得言也、

射利鬼惡段氏命殫 本事方曰、古人以此救人、故天畀其道、使普惠含靈、後人以此射利、故天嗇其術而不輕畀、後醫說曰、宜興段承務醫術精高、然貪顧財賄、非大勢力者不能屈致、瞿忠惠公居常熟、欲見之不可、誘平江守梁尚書邀之、始來、既回平江、適一富人病来謁醫、段曰、此病不過湯藥數劑可療、然非五百千為謝不可、其家始許半酬、拂衣去、竟從其請、別奉銀五十

兩為藥資、段求益至百兩、乃出藥為治、數日愈、所獲西歸、中塗夜夢一朱衣、曰、上帝以爾為醫而厚取賄賂、殊無濟物之心、命杖脊二十、遂勅左右、捽而鞭之、既寤、覺脊痛、呼僕視之、插痕宛然、還家未幾而死、

救物神祐許叔名殘

〔一〕千金方曰、老子曰、人行陽德、人自報之、人行陰德、鬼神報之、所以醫人不得恃己所長、專心經畧財物、但作救苦之心、於冥道中、自感多福耳、醫說曰、許叔微少嘗以登科為禱、一夕夢神告曰、汝欲登科、須憑陰德、叔微自念家貧無力、惟醫乃可、於是精意方書、久乃通妙、人無高下、皆急赴之、既而所活愈多、聲名益著、復夢其神受以一詩曰、藥有陰功、陳

樓間處、堂上呼盧、喝六作五、是年登第六名進士第、上一名陳祖言、下一名樓材、及注門用升甲恩如第五名授職官以歸、與詩中之言、無一字差、此則濟人之病急者也、

將軍靡謀士卒弗安。五行大義曰、肝者為將軍之官、謀慮出者、木性仁、仁者必能深思遠慮、恒欲利安萬物、將軍為行兵之主、必以謀慮為先、故兵書曰、兵以仁舉則無從得之以仁、分則無不悅、又曰將無謀則士卒憂、將無慮則士卒去、故肝為將軍出謀慮也、

郡守催怒巖隱贈官。華佗傳曰、有一郡守篤病久、佗以為盛怒

則差、乃多受其貨、而不加功、無何弃去、又留書罵之、太守果大怒、令人追殺佗、不及、因瞋恚吐黑血數升而愈、本草新注曰、華陽陶隱居、齊孝武帝永明十一年壬申歲卅有六、脫朝服掛神虎門去、栖中第山巖嶺、太平廣記曰、梁大同二年丙辰歲三月十二日告化、時八十一、顏色不變、屈伸如常、屋中香氣、積日不散、唐天寶元年、追贈金紫光祿大夫、

曹吏誤針。勇者衝冠。三國志曰、督郵徐毅得病、華佗往省之、毅謂佗曰、昨使醫曹吏劉祖針胃管訖、便苦咳嗽、欲卧不安、佗曰刺不得胃管、誤中肝也、食當日減、五日不救、如佗言、太素經曰、勇士怒則氣盛而胸張、肝舉

而膽橫、背裂而目揚、毛起而面蒼、注曰、髮上衝冠、則毛起之驗也、肝氣盛面、故怒色之氣青、

寡婦異想。妹妙慎看。新修本草曰、褚澄療寡婦尼僧、異乎妻妾、此是其性懷之所致也、新注曰、寡婦雖无房室之勞、有思想之志、用藥與妻妾有異也、尼僧循心法道、定意歸禪、則無思慮色欲之事、精神内守、所用藥不得與俗人同也、千金方曰、凡見妹妙美女、慎勿熟視而愛之、此當是魑魅之物、勿令人深愛也、無問空山曠野稠人廣衆、皆亦如之、

心肺高處。肝膽附連。存真圖曰、肺為諸藏之上蓋、藏真高於肺、

又曰、心為身之君、以肺為上蓋、故心在肺下、太素經曰、鬲肓之上、中有父母、注曰、心為陽、父也、肺為陰、母也、故曰、高處也、明堂經曰、肝合膽、肝之府也、膽在肝葉門下、重三兩三銖、故云附連也、

脾味傍灌腎粧雙懸。太素經曰、脾藏五味出矣、注曰、脾成五味、資彼五藏、以奉生身也、又曰、脾者土也、孤藏以灌四傍者也、注曰、孤尊獨也、五行之中土獨為尊、以王四季、脾為土也、其味甘淡、為酸苦辛鹹味液、滋灌四傍之藏、太素經楊上善注曰、人腎有二、左者為腎、右者為命門、命門者精之所舍也、

呼吸暢喉飲食通咽。明堂經楊上善注曰、喉通氣之路也、存真圖曰、喉嚨喘息之道、其中空長、可以通氣、明堂經楊上善注曰、咽者通飲食也、八十一難經曰、咽門至胃、長一尺六寸、為胃之系也、

胃大圍納腸長繞傳。明堂經曰、胃者五穀之府、長二尺六寸、大一尺五寸、徑五寸、橫屈受三斗、難經楊玄操曰、胃者圍也、圍受食物也、腸者大腸小腸也、明堂經曰、小腸長三丈二尺、受一斗三合合之大半、大素經楊上善注曰、小腸從胃受水穀已傳與大腸、即化物出、明堂經曰大腸迴運環反十六曲、長二丈一尺、受一斗七升升之半、太素經曰、大腸者傳道之官也、注曰、大

腸受小腸糟粕、胃中若實、
傳其糟粕令下去、故納新、
膀胱橫廣津液歛圓。明堂經曰、膀胱腎之
府也、津液之府也、盛
溺九升九合、八十一難經楊玄操曰、
膀橫也、胱廣也、言其體短而橫廣、
顱顬響顪臂臑寄肩。明堂經曰、腦空穴一
名顱顬、注曰、項骨相
接之處、每鼓頷則顱顬然而動、故以為
名、又曰、臂臑穴在肘上七寸、注曰、肩
下肘上䐃肉高處謂之臑
也、䐃肉在臂、故曰臂臑、
頏顙朗達怫愾克調。太素經曰、喉嚨上孔、
名曰頏顙、注曰、頏顙
懸雍邊雙孔通鼻者、是氣之上下二鼻
孔中此今也、又曰、怫愾、氣盛滿貌也、

臟傷七情血泄三瞧。三因方曰、喜怒憂思悲恐驚謂之七氣、又謂七情、喜傷心、怒傷肝、憂傷肺、思傷脾、悲傷心包、恐傷腎、驚傷膽、太素經曰、何謂血、岐伯曰、中瞧受血於汁變化赤是謂血、注曰、五穀精汁、在於中瞧、注手太陰脉中變赤、循脉而行、以奉生身、

耳目誰察聲色孰聆。千金方曰、五藏六府之盈虚、血脉營衛之通塞、固非耳目之所察、必診脉以審之、又曰、上醫聽聲、中醫察色、下醫診脉、八十一難經曰、望而知之者謂之神、聞而知之者謂之聖、望而知之者望見其五色、以知其病、聞而知之者、聞其五音、以別其病、

怠皮膚徵及骨髓夭。扁鵲傳曰、扁鵲過齊、初見桓侯曰、君有疾、公不應、又見之曰、君有病、乃可治之、公曰、欲治無病之人、以求其功、後又見公、越人便走、數日病發名越人、越人曰、初見君、病在皮膚、鍼灸所及、再見君、病在血脉、湯藥所及、今見君、病入骨髓、司命亦無所奈何、新修本草曰、桓侯怠皮膚之徵、致骨髓之痼、

折肱致功。截指匪要。新修本草曰、醫不三代、不服其藥、九折臂、乃成良醫、　聖惠方曰、有疽生於指上、療者於後節截去之、傳曰、盧溥有截指之効、靜而思之、非良法也、何者夫療癰疽、未精辨識、一槩施之施之以針艾用

之鈹割爲毒則劇、保効誠難、劉消盧扁之流、雖擅名於前、審理趣亦未得全通也、

拔刃腦開。投鎗癥鎖。太平廣記曰、江淮州郡、火令最嚴、犯者無赦、蓋多竹屋、或不慎之、動則千百間立成煨燼、高駢鎮淮揚之歲、有術士之家延火燒數千戶、主者録之、即付於法、臨刄謂監刑者曰、其之愆尤、一死何以塞責、然其有薄技、可以傳授一人、俾其救濟後人、死無所恨矣、時駢延待方術之士、恒如飢渴、監刑者即緩之、馳白於駢、駢召入親問之、曰、其無他術、唯善醫大風、駢曰、何以覈之、對曰、但於福田院選一最劇者、可以試之、遂如言、乃置患者

於隙室中、飲以乳香酒數升、則懵然無知、以利刃開其腦縫、挑出虫可盈掬長僅二寸、然以膏藥封其瘡、別與藥服之、而更節其飲食動息之候、旬餘瘡盡愈、纔一月眉鬢已生、肌肉光浮、如不患者、駢禮術士為上客、又曰、後漢末有人得心腹瘕病、晝夜切痛、臨終敕其子曰、吾氣絕後、可剖視之、其子不忍違言、剖之得一銅鎗、容數合許、後華佗聞其病而解之、因出巾箱中藥以投鎗、鎗即成酒焉、

十全欲施。八能叵包。八十一難經曰、上工者十全九、中工者十全八、下工者十全六、周禮云、十全為上、十失一次之、十失二次之、十失三次之、

十失四為下、太素經曰、雷公問黃帝曰、針論曰、得其人迺傳、非其人勿言、何以知其可傳、黃帝曰、各得其人、任之其能、故能明其事、第一明人、第二聰聽人、第三智辨人、第四静慧人、第五調柔人、第六口苦人、第七毒手人、第八甘手人、謂之八能、

阿是用灸試驗勿嘲。千金方曰、吳蜀多行灸法、有阿是之法、言人有病痛、即令捏其上、若裏當其處、不問孔穴、即得便快、成痛處即云阿是、皆驗、新修本草曰、或田舍試驗之法、殊域異識之術、如藕皮散血、起自庖人、牽牛逐水、近出野老、麪店蒜虀、乃下蛇之藥、路邊地菘、為金瘡所祕、

富謹持滿飽誠接交。太素經楊上善注曰、夫滿者易傾、令富而溢、貴而驕者、不知持滿、養生要集云、交接尤禁醉飽、大忌也、損人百倍、又曰、已飽勿房、已房勿飽、又曰、夜飽滿不泄精、令人成百病、

起居適度愛憎可拋。太素經曰、起居有度、注曰、男女勞逸進退動靜、皆依度數、素問曰、春三月夜卧早起、夏三月夜卧早起、勿猒於日、秋三月早卧早起、與雞倶興、冬三月早卧晚起、必待日光、千金方云、凡心有所愛、不用深愛、心有所憎、不用深憎並皆損性傷神、亦不用深讚、亦不用深毁、常須運心於物平等、如覺偏頗、尋以正之、

好其真散醉厥性淆。太素經曰：以好散其真，注曰：情有所好，必忘善惡人真善惡之真善惡莫定，即真知散，又曰：醉酒者神昏性濁，經胳皆盛，腠理皆開。

憤憂消酒儉畜進肴。搜神記曰：漢武帝遊放函谷關，有物當道，身長數丈，其狀像牛，青眼而曜，有泣聲數千人許也。帝大懼，問於東朔，東朔曰：昔秦與趙相戰於此地也。秦將白起，欺坑趙軍卌餘萬也。此其靈也。夫消憤憂者能酒耳，願以酒十斛灌之。武帝如言，當道者忽然而不見。又泣聲不聞。千金方曰：關中土地，俗好儉畜，廚膳餚羞，不過菹醬而已。其人少病而壽。江南嶺

衰、其處饒足、海陸鮭肴、無所不備、土俗多疾、而人早夭、

盛衰早變、懈惰奚逃。 太素經曰、丈夫年八歲、腎氣實、髮長齒更、二八、腎氣盛、天癸至、精氣溢瀉、陰陽和、故能有子、三八、腎氣平均、筋骨勁強、故真牙生而長極、四八、筋骨隆盛、肌肉滿、五八、腎氣衰、髮墮齒槁、六八、陽氣衰於上、面焦鬢髮須白、七八、肝氣衰、筋不能動、天癸竭、精少、腎氣衰、形體皆極、八八則齒髮去、腎者生水、受五藏六府之精而藏之、故五藏盛乃瀉、今五藏皆衰、筋骨懈惰、天癸盡矣、

洗浴包損、博奕眼勞。 千金方曰、新汗解、勿冷水洗浴、損心包、令

案入風呂浴冷水、殊可有其禁者也、
又曰人年四十已去、常須瞑目、勿顧他
視、非有要事、不宜輙開、其讀書博奕等
過度患目者、名曰肝勞、若欲治之、非三
年閉目不視、
不可得差、

知喜勝悲恐邪容膏。太素經曰、肺在志為
憂憂傷肺、喜勝悲、注
曰、心喜為火、故喜勝憂悲也、醫說曰、
晉悼公病、求醫於秦伯、伯使醫緩治之、
未至、公夢二豎子相謂曰、彼良醫也、懼
傷我焉、將逃之、其一曰、我居肓之上、汝
居膏之下、若我何、緩至、謂公曰、疾不可
為也、在肓之上、膏之下、攻之不可、達之
不及、藥不至焉、不可為也、
公曰、良醫也、厚禮而歸之、

寸尺尚幽吉凶爰覈。八十一難經曰、尺寸者脉之大要會也、從關至尺、是尺內、陰之所治也、從關至魚際、是寸口內、陽之所治也、故分寸為尺、分尺為寸、故陰得尺內一寸、陽得尺內九分、尺寸始終一寸九分、故曰尺寸也、又云、獨取寸口、以決五藏六府死生吉凶之法、

濇伏濡弱促結代牢。脉經曰、微沈緩濇遲伏濡弱、謂之八裏、八裏者陰也、濇者在皮毛、輕手乃得、重手不得、按之數浮、如刀削刮竹皮、曰濇、伏者按之至骨乃得、舉之全無、曰伏、濡者在皮肉上、按之盡牢氣之有餘曰濡、弱者在皮毛、按之則無、舉之似有來去曰弱、又曰、長短虛促結代牢動細、謂之

九道、促者在筋肉、按之極數、時止又来、在寸口、曰促、結者在皮、按之小數、中有能還、舉之即動、曰結、代者在筋肉、按之動而不来、須臾而復又動、曰代、若老者與羸瘦人得之則生、少者得之即死、牢在皮毛、舉之則有、按之即無、曰牢、

緊與弦迷滑兼數謟。脉經曰、緊與弦相類、滑與數相類、其形同而難分、故曰迷謟也、

厭聞琴瑟何躭綺羅。千金方曰、到病家縱綺羅滿目、勿左右顧眄、絲竹奏耳、無得似有所娛、

植珊瑚玩留葫蘆過。本草曰、漢積翠池中、有珊瑚、高一丈二尺、

一本三柯、上有四百六十三條、云是南越王趙佗所獻、夜有光影、晋石崇家有珊瑚、高六七尺、今並不聞有、此高大者、太平御覽曰、徐熙好黄老、隱於秦望山、有道士過求飲、留一葫蘆與之、曰、君子孫宜以道術救世、當得二千石、熙開之、乃扁鵲鏡經一卷、因精心學之、遂名震海內、生子秋夫、殊工其術、仕至射陽令、

負鏡避疫蓋巾蠲痾。醫說曰、負局先生吳人也、莫知其姓名、負石磨鏡、人有疾苦、即出紫丸赤丸與服、無不差、後大疫、家至戶到與藥、活數萬餘人、不取錢去、太平廣記曰、董奉還豫章廬山下居、有一人、少有癘疾、垂死、

載以詰奉、叩頭哀之、奉使病人坐一房中、以五重布巾蓋之、便勿動、病者云、初聞一物來舐身、痛不可忍、無處不匝、量此舌廣一尺許、氣息如牛、不知何物也、良久物去、奉乃往除巾、以水浴之遣去、告云、不久當愈、且勿當風、十數日病者身赤無皮、甚痛、得水浴、痛即止、廿日皮生即愈、身如凝脂也、

恠石鑒疾○練丹多訛○醫說曰、恠石鏡在日南國之西南、有石鏡、方數百里、光明瑩徹、可鑒五藏六府、亦名仙人鏡、國人若有疾、輙照其形、遂知病起某藏、捄藥餌之、無不差者、又曰、從舅吳巡檢病不得前溲、臥則微通、立則不能涓滴、遍用通小腸藥、窮技巧、弗驗、唐與正因其姪孫大用來、問吳常

日服何藥、曰、叔祖常服黑錫丹、問何人結砂、曰、自為之、唐洒然悟曰、是必結砂時鉛不死、硫黃飛去、鉛砂入膀胱、卧則偏重、猶可溲、立則正塞水道、以故不能通、令取金液丹三百粒、分為十服、煎瞿麥湯下之、膀胱得硫黃、積鉛成灰、從水道下、猶累累如細砂、病遂愈、葛之消酒、硫黃之化鉛、皆載經方、苟不知病源、而以古方從事、未見其可也、

積油焚寶、戴笠衣蓑、

本草曰、博物志云、積油滿百石則生火、武帝太始中武庫火災、積油所致、抄義曰、累世之寶、漢高斬蛇劍、王莽頭、孔子屐等、盡焚焉、太平廣記曰、大曆初、鍾陵客崔希真家于郡西、善鼓琴、工繪事、好

修養之術、二年十月初朔夜大雪、希真晨出門、見一老人、衣蓑戴笠、避雪於門下、崔異之、請入、去蓑笠、見神色毛骨非常人也、益敬之、問曰、家有大麥麵聊以充飯、又能食乎、老父曰、大麥受四時氣、穀之善者也、能沃以豉汁則彌佳、崔因命家人具之、間又獻松花酒、老父曰、花澁無味、野人有物、能令其醇美、乃於懷中、取一丸藥、色黄而堅、老人以石扣之、置於酒中、則頓甘美矣、仍以數丸遺希真、請問、老父笑而不答、崔入宅於牕窺之、見其老父於幃幄前、所畫素上、如有所圖、瞬息而罷、崔少頃饌具獻而受之而食崔又入、其内出已去矣、此老父是葛洪第三子也、

鉛錫未辨鍉鈚所磨。新修本草曰、鉛錫莫辨、橙柚不分、蘇敬注曰、丹白二粉俱炒錫作、今經稱鉛丹、陶隱居曰、熬鈆、俱誤矣、太素經曰九針、一鑱針、二員針、三鍉針、四鋒針、五鈚針、六員利針、七毫針、八長針、九大針也、鍉針主人、大其身而員其末、鈚針主五音也、必令末如劍鋒、可以取大膿、

枕峙琥珀銅鑄鏌鋣、本草曰、琥珀是松脂千年為茯苓、又千年為琥珀、又千年為瑿、又曰、琥珀止血生肌、漢書曰、出罽賓國、初如桃膠乃成、時生寧州貢琥珀枕、碎以賜軍士、傅金瘡、太平廣記曰、梁陶貞白所著大清經一名劍經、凡學道術者、皆須有好劍隨身、又說干將鏌耶劍、皆以銅鑄、非鐵也、

塗歛鸊鷉軟玉鰕蟇。本草曰、鸊鷉膏主刀歛令不鏽、以膏塗之、水鳥也、如鳩鴨脚連尾、不能陸行、常在水中、人至即沈、或擊之便起、又曰、蝦蟇肪塗玉則刻之如蠟、但肪不可多得、取肥者剉煎膏、以塗玉、亦軟滑易截、古玉器有奇特非彫琢人功者、多是昆吾刀、及蝦蟇膏所刻也、

泰山鍾乳。蜀江金牙。本草曰、石鍾乳生少室山谷及泰山、生嵓穴陰處、溜山液而成、空中相通、長者六七寸、如鵞翎管狀、碎之如爪甲、又曰、金牙生蜀郡、似麤金、大小如碁子而方、在蜀漢江岸、石間打出者、内即金色、岸摧入水年久者多黑、

崑池捧函蒙園煎茶

玉函方序曰、開元中、余始居終南山、一日會有一老人来詣余乞救一族之命、余詰之曰、爾何人而問余求活族之請、復誰人教爾来告余也、老人曰、其本昆明池龍也、今為天旱、有胡僧奏國家、言能降甘雨、聖上然之、遂允其請、令僧於池側致壇作法、其僧實能持幻呪涸池水、其恐一族見禍、令特来敬告也、余答曰、吾能救汝之難、然汝須將池中所有玉函方来、則汝之池水无處矣、老人曰、其池中他物悉以奉上先生可也、然其方是陶真人所賜、令鎮此池中、戒捨甚嚴、恐違天戒、余又謂之曰、若令余得此方、用教生聚、其功極大、豈以為惜、勿以違戒為辭、老人諾許、遂謂之曰、汝但返池、水已泛矣詰旦老人果以玉函捧方來獻、余得之、不敢隱匿、乃悉別爲上中下三卷、呈諸同志、用救生靈、故敘事引于卷首爾、本草曰、茶譜云、蒙山有五頂、頂有茶園、其中頂曰上清峯、昔有僧人、病冷且久、遇一老父、謂曰、蒙之中頂茶、當以春分之先後、多搆人力、俟雷之發聲、併手採摘、三日而止、若獲一兩、以本處水煎服、即能祛宿疾、二兩當眼前無疾、三兩固以換骨、四兩即爲地仙矣、其僧如說、獲一兩餘、服未盡而病差

刀飛吳都、朱稱越砂。太平廣記曰、梁陶貞白所著大清經、一名劍經、凡學道術者、皆須有好劍鏡隨身、貞白隱居吳都山中、常蓄二刀、一名善

勝、一名寶勝、往往飛去、人望之如二條青蛇、本草曰、丹砂作末名真朱、仙經亦用越砂、即出廣州臨漳者、此二處並好、惟須光明瑩徹為佳、

掛弓趙宅。擊鼓陳家。

醫說曰、何解元、陳留人也、一日會飲於趙修武宅、酒至數盃、忽見盞底有似一小蛇嚥入口、亦不覺有物、但每思而疑之、日久覺心疼、自思小蛇長大、食其五藏、明年又因舊會趙宅、怡才執盃、又見小蛇、乃放下盞、細看、時趙宅屋梁上掛一張弓、却是弓梢影在盞中、因此解疑、其心疾遂無、乃是致疑而成病也、又曰、陳子直主簿妻有暴疾、每腹脹則腹中有聲如擊鼓、遠聞于外、行人過門者、皆疑其家作樂、腹脹消則鼓聲亦止、一月

一作、經十餘醫、皆莫能名其疾、

建一合北俱二巡南。五行大義曰、天以一生水於北方、火雖陽物、義從陰配合、陰始故從始立義、故火數二也、

壬癸水鹹戊己土甘。明堂經曰、腎其時冬、其味鹹、其日壬癸、又曰脾藏其時長夏、其味甘、其日戊己、

表裏診候前後詳探。脉經曰、浮芤滑實弦緊洪謂之七表、微沈緩濇遲伏濡弱謂之八裏、八十一難經曰、診脉於掌後約文、密排三指、頭指半指之前為寸外、陽中之陽、半指之後為寸內、陽中之陰、第二指半指之前為

關上、半指後關下陰、第三指半指之前尺外陽、半指之後為尺内陰、

補瀉内討。權衡外諳。八十一難經曰、虚者補之、實者瀉之、不虚不實、太素經曰、權衡、藏府陰陽二脉也、

整息午畢。頤志中譚。道家養身服氣法、平旦端坐嗽口一百廿過、使口清唾如白玉之色、舉舌而上、鼻中納取清氣、口中吐出濁氣、如是一百廿過即停、向王時作法、從卯至午、名曰王時服氣之法、

砭從東始。穴對丙涵。太素經曰、東方之域、魚鹽之地、其民食魚而嗜醎、魚者使人熱中、鹽者勝血、故其民皆黒色踈理、故其病皆為癰瘍、其治

宜砭石、故砭石者從東方來、醫說曰、砭石以石為針也、山海經曰、高氏之山、有石如玉、可以為針、則砭石也、本草曰、嘉魚食之、令人肥健悅懌、此乳穴中小魚、又曰、吳都賦曰、嘉魚出於丙穴、李善注曰、丙日出穴、今則不然、丙者向陽穴也、陽穴多生此魚、何能擇丙日耶、此注誤矣、抱朴子曰鶴知夜半、鷰知戊己、豈魚不知丙日也、

首圓應上肉暖司央。太素經曰、天圓地方、人頭圓足方以應之、病源論曰、脾主土、土暖如人肉、

綴乾紐聖正坤維良。新修本草序曰、我大唐之王天下也、承秦

漢澆醨之後、周隋塗炭之際、綴乾紐於已墜、正坤維於將覆、

辰巳繁榮、戌亥收藏。新修本草曰、上藥一百廿種為君、以應天、當謂寅卯辰巳之月、法萬物生榮時也、下藥一百廿五種為佐使、以應地、當謂戌亥子丑之月、法萬物枯藏時也、今案三月辰、四月巳、萬物榮、故言繁榮也、八月戌、九月亥、萬物漸枯藏、故戌亥月謂之收藏也、

坎玄主冀、兗昊當梁。大素經曰、天有九州、人有九竅、素問注曰、九州謂冀兗青徐楊荊豫梁雍也、五行大義曰、北玄天數一對坎宮冀州、西昊天數四對兗宮梁州、

順得舌標閑悟毫芒。太素經曰、病有標本、刺有逆順、注曰、本者標根本也、標者枝末也、十二經脉悉有標本、其本皆在手足四支、其標皆在頭背舌掖下、此標本二處攝病在中、此病陰陽前後以在標本、故問刺之逆順之法者也、千金翼方曰、夫醫道之為言、寔惟意也、固以神存心手之際、意折毫芒之裏其情之所得、口不能言、

庚辛酉白甲乙震蒼。明堂經曰、肺藏其色白、其時秋、其日庚辛、又曰、肝藏其色青、其時春、其日甲乙、

見頂萬福騰軌彭鏗。太平廣記曰、柳芳為郎中、子登疾、時名醫

張萬福、初除四州、與芳故舊、芳賀之、具言子病、惟恃故人一顧也、張詰旦候、芳芳遽引視登、遙見頂曰、有此頂骨、何憂也、因診脉五六息、復曰不錯、壽且踰八十、乃留方數十字、謂登曰、不服此亦得、後登為庶子、年至九十、新修本草曰、岐和彭緩、騰絶軏於前、今按岐伯醫和彭祖和緩也、鏗彭祖名也、

漢武痟渴法程瞽旨

泊宅編曰、漢武帝病消渴、長沙太守張仲景處八味圓進方、合餌之愈、醫說曰、温州醫僧法程、字無枉、少瞽、百端治之不愈、但晝夜誦觀世音菩薩名號、如是十五年、夢中聞菩薩呼之使前、若有物縶其足不可動、菩薩歎曰、汝前世為灸師、誤灸損人眼、今生當受此報、難以免、

但吾憐汝誠心、當使汝衣食豐足、遂探懷中、撿寶珠滿手與之、既寤、醫道大行衣鉢甚富、至七十餘猶在、

元忠驃騎之才鈐精。北齊書曰、李元忠驃騎大將軍兼中書令晋陽縣伯趙郡柏仁人也、初以母老多患、遂通集方術、志性仁恕、疾、病療之、無問貴賤、太平廣記曰、北齊右僕射徐之才善醫術、時有人患脚跟腫痛、諸醫莫能識之、窺之曰、蛤精疾也、得之當由乗船入海、垂脚水中、疾者曰、實曾如此、為割之得蛤子二个如楡莢、

謝瞻枇杷葛亮蕪菁。本草曰、謝瞻枇杷賦云、稟金秋之青條、抱

東陽之和氣肇寒節之結霜、成炎果乎纖露是也、又曰、嘉話録云、諸葛亮所止、令兵士獨種蔓菁者、取其纔出甲可生啖一也、葉舒可煮食二也、久居則隨以滋長三也、棄不令惜四也、回則易尋而採之五也、冬有根可劚食六也、三蜀江陵之人今呼為諸葛菜、是也、

究習甄弟皆善謇兄 醫說曰、立言甄權之弟也、俱以母病專心習醫道、遂盡其妙、御史大夫杜淹、患風毒發腫、太宗令立言治之、既而奏曰、更二十一日午時死、果如其言、本草曰、唐書云、甄立言究習方書、醫說曰、徐謇字成伯、丹陽人也、與兄文伯皆善醫、謇性祕忌、承奉不得意、雖貴如王公、不

為措療、魏孝文遷洛、除中散大夫、文伯事南齊、位至太山蘭陵太守、

晋懷奔迸秦政燔坑。新修本草曰、晋懷奔迸、文籍焚靡、千不遺一、又曰、秦政煨燔、此經不預、

劉憑餌鱖陶景畫牛。本草曰、鱖音桂、大口細鱗斑彩、主腹内惡血、益氣力、昔仙人劉憑常食石桂魚、今此魚猶有桂名、恐是此也、太平廣記曰、陶先生畫二牛、一散放於水間、一著金籠、二人執繩以杖驅之、帝笑曰、此人無所不作、

子豹熨脇鳴鶴刺頭。醫說曰、子豹者秦越人弟子、郗太子死、扁

鵲乃使弟子子陽厲鍼砭石、以取三陽五會、有間、太子蘇、扁鵲乃使子豹為五分之熨、以八減之劑和煮之、以熨兩脇下、太子遂能起坐焉、又曰、秦鳴鶴為侍醫、高宗苦風眩頭重、目不能視、武后亦幸災異逞其志、至是疾甚、召鳴鶴張文仲診之、鳴鶴曰、風毒上攻、若刺頭出少血即愈矣、天后自簾中怒曰、此可斬也、夫子頭上、豈是試出血處耶、上曰、醫之議病、理不加罪、且吾頭重悶、殆不能忍、出血未必不佳、命刺之、鳴鶴刺百會及腦戶出血、上曰、吾眼明矣、言未畢、后自簾中頂禮拜謝之、曰、此天賜我師也、躬負繒寶以遺鳴鶴、

艾晟證類。蘇恭新修。 大觀二年、通仕郎行艾晟撰證類本草世

二卷、所載藥千六百七十六種也、唐顯慶二年、右監門府長史騎都尉蘇恭、與許孝崇等廿二人、撰新修本草、謂之唐本草、所載藥八百五十種也、

顧歡禳猒彥伯競酬

醫說曰、顧歡字玄平、吳郡人也、隱於會稽山陰白石村、歡率信仁愛、素有道風、或以禳厭而多所全護、有病邪者以問歡、歡曰、君家有書乎、曰唯有孝經、可取置病人枕邊恭敬之、當自差、如言果愈、問其故、曰善禳惡、正勝邪、又曰、荊州人道士王彥伯天性善醫、尤別脉、斷人生死壽夭、百不差一、自言醫道將行、列三四竈、煮藥於庭、老幼塞門而請、彥伯指曰熱者飲此、寒者飲此、風者氣者飲此、各飲而去、翌日各負錢帛来酬、無不効、

者、

范汪燃薪。魯班刻舟。醫說曰、范汪字玄平、少孤、年六歲、過江依外家新野庾氏、賓于園中、布衣蔬食、燃薪寫書畢、讀誦亦遍、遂博通百家之言、性仁愛、善醫術、嘗以拯恤為事、凡有疾病、不以貴賤皆治之、所活十愈八九、證類本草曰、述異記云、木蘭川在潯錫江中、多木蘭、又七里洲中有魯班刻木蘭舟、至今在洲中、今詩家云、木蘭舟出於此、

涪翁摩踵。休祖卜瘤。後漢書曰、涪翁者不知姓名、釣於涪水、因號涪翁、精於醫術、所治病不限貴賤、皆摩踵救之、而不求其報、甚為當代所重、

醫說曰、柳休祖者善卜筮、其妻病鼠瘻、積年不差、垂命、休祖遂卜、得頤之復、按、卦合得姓石人治之、當獲鼠而愈也、既而鄉里有奴姓石、能治此病、遂灸頭上三處、覺佳、俄有一鼠近前而伏、呼犬咋之、視鼠頭有三灸處、妻遂差、

照鄰梨樹。董奉杏林。

太平廣記孫思邈傳曰、上元元年、辭疾請歸、特賜良馬及鄱陽公主邑司以居焉、當時知名之士宋令文孟詵盧照鄰等、執師資之禮以事焉、思邈嘗從九成宮照鄰留在其宅、時庭前有病梨樹、照鄰為之賦、其序曰、癸酉之歲、余臥疾長安光德坊之官舍、父老云、是鄱陽公主邑司、醫說曰、董奉字君異、為人治病、病愈、令種杏五株、輕者一株、數年之間、杏

有十萬、杏熟、以穀一器、易一器杏、以所得穀、賑救貧乏、奉在人間、近二百年、顏貌若卅許人、一旦舉手指天、竦身入雲、

盧扁邯鄲軒轅瓊琳。八十一難經曰、扁鵲又家於盧國、因命之曰盧醫、世或以盧扁為二人者、斯實謬矣、史記曰、扁鵲名聞天下、過邯鄲、聞貴婦人、則為帶下醫、過雒陽、聞周人愛老人、即為耳目痺醫、來入咸陽、聞秦人愛小兒、即為小兒醫、隨俗為變也、醫說曰、軒轅氏陟王屋山、玉闕之下清齋三日、乃登於玉闕之上、入瓊琳臺、於金机之上、得玄女九鼎神丹飛香爐火之道、

浮奴還壯邑妻恣淫。錄驗方益多散方曰、華浮合藥、未及服沒、

浮有奴、字益多、年七十五、病腰屈髮白、横行傴僂、妾憐之、以藥與益多服、廿日腰申、白髮更黑、顏色滑澤、狀若卅時、

醫説曰、儀州華亭人聶從志良醫也、邑丞妻李氏病垂死、治之得生、李氏美而淫、慕聶之貌、他日丞往旁郡、李僞稱疾使邀之、伺其至語之曰、我幾入鬼録、賴君復生、顧世間物、無足以報德、願以此身供枕席之奉、聶驚懼趨而出、迨夜、李復盛飾而就之、聶絶袖脱去、乃止、亦未嘗與人言、後歲餘、儀州推官黄靖國病、陰吏逮入冥證事、且還、行至河邊、見獄吏捽一婦人、剖其腹、濯其腸而滌之、傍有僧語曰、此乃子同官某之妻也、欲與醫者聶生通、聶不許、可謂善士、其人壽止六十、以此陰德、遂延一紀、仍世世賜

子孫一人官、婦人減筭、如聶所增之數、所以蕩滌腸胃者、除其溪也、靖國素與聶善、既甦、密往訪之、聶驚曰、方私語時、無一人聞者、而奔來之夕、吾獨處室中、此唯婦人與吾知爾、君安所得聞、靖國具以告、聶死後一子登科、其孫圖南、紹興中為漢中雒縣丞、屬僊井喻迪孺汝礪作隱德詩數百言、以發潛德、此不復載、

扈齊列易宋馮伴歆。列子曰、魯公扈趙嬰齊二人、同見扁鵲、扁鵲云、公扈志強而氣弱、故足於謀寡斷、嬰齊志弱氣強、故少於慮傷於專、若換汝心則言均、遂使二人飲毒酒、迷死三日、剖胸探心易置之、投以神藥、即悟如

初、二人辭歸、公扈反嬰齊室、其妻子不知之、嬰齊反公扈室、其妻子亦不識之、二室相訟、求辨於扁鵲、扁鵲辨其由、

史記曰、宋邑者臨淄人也、率性愛人、志尚醫術、就齊太倉公長淳于意、學五診脉、馮信者、齊臨淄人也、性好醫方、臨淄王猶以其識見未深、更令就淳于意學方、意教以按法逆順、論藥法定五味、及和劑湯法、信受之、擅名於漢、

興嗣故事愚昧暗尋。梁典曰、梁武帝集一千字、教諸王、名周興嗣曰、卿有才思、可次韻、興嗣一日編綴奉上、鬢髮悉白、

管窺次韻綿聯作吟。起於平聲東韻、至于侵韻每韻六字、至二

十一韻矣、

醫家千字文註

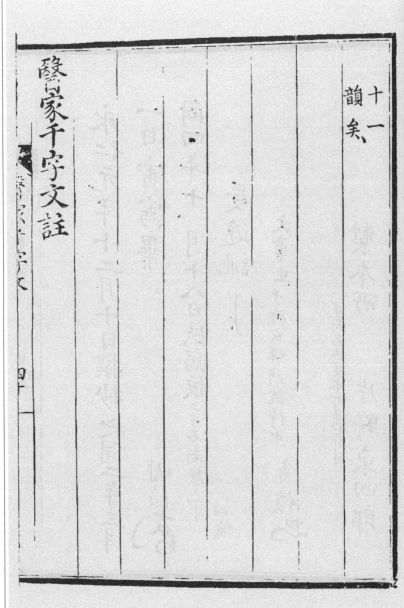

永仁元年十二月十日撰抄之同二年三月

一日書寫畢　　財俊

同四年十一月十八日扶病校 二千石尚康已丨　山俊

受庭訓丨

文章生于時玄輝門院侍中　貞俊

尾州名古屋本町通七町目

製本所　片野東四郎

尾陽東壁堂製本畧目録

和書之部

古事記傳 四十八	萬葉集畧解 二十	伊勢物語 二
曆朝詔詞解 六	古今集遠鏡 六	玉勝間 十五
神代正語 三	後撰集新抄 十八	[illegible] 一
神壽後釋 二	同別記 一	源もみの鏡 三
直毘靈 一	新古今集抄 五	江戸職人哥合 二
萬我の比禮 一	美濃の家苞 五	御遷幸長哥 一
葛花 二	同折添 三	八日於日記 一
三大考 一	尾張の家苞 九	地名字音轉用例 一
冠位通考 一	源氏物語手枕 一	天祖都城辨々 一
	三代調類題 六	花のしがらみ 一

經書之部	明季遺聞 四	誹書之部
羣書治要 四十七	牧民忠告解 一	枇杷園發句集 二
四書集註道春点 十	女いましめ 一	同後編 二
同上紙 十	傅子 一	同類題發句集 二
同片假名附 四	常[illegible]數 二	同三日月集 一
文選李善註 十	物數 一	同麻苅集 一
毛詩國字辨 十	隷數 二	同雀芝集 五
孝經鄭註 一	介翁茶史 二	同五七集 五
同指解 一	六諭衍義大意抄 一	同戎鳥の眼 一
服膺孝語 一		同瓢日記 一
國語定本 六	詩集之部	同菴の犬 一
莊子因 六	三野風雅 五	同法々花經 一